Medikamentenkunde für Podologen

Maren Bloß

Medikamentenkunde für Podologen

vnm Verlag Neuer Merkur GmbH

Bibliografische Informationen Der Deutschen Bibliothek
Die Deutsche Bibliothek verzeichnet diese Publikation in der Deutschen Nationalbibliografie; detaillierte bibliografische Daten sind im Internet über http://dnb.ddb.de abrufbar.

Verlagsort: Postfach 46 08 05, D-80916 München

Maren Bloß
Medikamentenkunde für Podologen
2. überarbeitete Auflage 2012 – ISBN 978-3-937346-89-2

Umschlaggestaltung und Layoutentwurf: Barbara von Wirth
unter Bearbeitung von Peter Hänssler
Umschlagfoto: arsdigital (Fotolia)

Druck: Schätzl Druck und Medien, Donauwörth

Vorwort

Das vorliegende Werk richtet sich in erster Linie an praktisch tätige Fußpfleger, Podologen und an medizinisches Personal, das medizinische Fußpflege ausübt. Aber auch für den medizinisch interessierten Laien ist es von Interesse und Nutzen, denn großer Wert wurde auf allgemein verständliche Sprache gelegt.

Es will kein Behandlungsleitfaden sein; davon gibt es schon sehr viele gute Werke. Vielmehr wurde in diesem Buch versucht, die schier unübersehbare Informationsvielfalt der *Roten Liste* für die Belange der medizinischen Fußpflege zugänglich zu machen. Mit großer Akribie und Mühe wurden die entsprechenden Stellen der *Roten Liste* aufgearbeitet und thematisch neu zusammengefügt.

So entstand ein sehr handliches Werk für die Praxis, bei dem nach einer kurzen Erläuterung der einzelnen Krankheitsbilder die jeweils hierfür zugelassenen Medikamente und Hilfsmittel erläutert werden.

Man kann diesem Buch nur eine weite Verbreitung wünschen, denn es wurde eine bestehende Lücke zwischen Therapiebüchern und Informationen über Arzneimittel geschlossen.

Dr. Andreas Völsch, Apotheker, Beverstedt 2005

Einleitung

Der Arbeitsbereich des Podologen ist sehr weitläufig. Während einer qualifizierten Ausbildung nimmt auch danach die Arzneimittellehre einen großen Stellenwert ein.

Der Podologe arbeitet im therapeutischen Bereich auch mit Arzneimitteln. Hier ist ein umfangreiches Wissen über Indikationsgruppen, Anwendungsgebiete und Wechselwirkungen unumgänglich. Ohne die Anwendung von Arzneimitteln in der Podologie sind die Therapieerfolge zum Teil wesentlich schlechter.

Zwar darf der Podologe offiziell keine Arzneimittel anwenden. Dennoch ist es von großer Wichtigkeit, dass sich der Podologe in der Anwendung vieler Arzneimittel auskennt und sich dahin gehend weiterbildet. So können die Zusammenarbeit mit dem behandelnden Arzt intensiviert und Patienten optimal versorgt werden.

Das umfangreiche Angebot von Medikamenten kann man weder während seiner Ausbildung noch während seiner praktischen Tätigkeit ausgiebig überblicken. Damit man aber einen guten Zugriff auf alle für die Podologie sinnvollen Medikamente hat, wurde dieses Nachschlagewerk erstellt. Es soll dem Podologen helfen, schnell und übersichtlich, nach Indikationsgruppen geordnet, ein Arzneimittel zu finden und aus den Informationen entnehmen, wie es angewendet wird.

Dieses Buch ersetzt nicht das genaue Studieren des Beipackzettels. Es gibt einen schnellen und detaillierten Überblick über die Anwendungsgebiete, Art und Dauer der Anwendung sowie Nebenwirkungen und Gegenanzeigen. Nicht beschriebene Nebenwirkungen oder Gegenanzeigen bedeuten unter keinen Umständen, dass es sie nicht gibt. Sprechen Sie ggf. mit Ihrem Apotheker, wenn Sie sich nicht sicher sind.

Da auch der Wareneinsatz in der Podologie immer wieder vernachlässigt wird, bin ich in einem eigenen Kapitel auf diesen Bereich eingegangen.

Zu Beginn eines jeden Kapitels zu einzelnen Erkrankungen stehen kurze Einleitungen über die Erkrankungen, um den Anwender vor Verwechslungen zu schützen und genauer zu informieren.

Die Anregung, ein solches Buch zu verfassen, lag darin, dass Kollegen immer wieder aufzeigten, wie wenig sie über Arzneimittel wissen und wie unsicher sie doch im Umgang mit diesen sind. Ich finde es sehr schade, denn eine Verbesserung der Behandlung durch einen solchen Einsatz sollte sich jeder Kollege zu Nutze machen.

Damit viele Fachinformationen vereint werden konnten, bedanke ich mich bei den Firmen Johnson & Johnson, Paul Hartmann AG, Galderma Deutschland, Sanofia-Aventis, Wartner und natürlich der Roten Liste®, die mir viel Material für dieses Buch zur Verfügung gestellt haben.

Einen ganz liebevollen Dank sage ich meinem Mann Ralf für die lobenden und aufbauenden Worte und die arbeits- und zeitintensive Korrektur dieses Werkes.

Herr Dr. Andreas Völksch war so nett, mich mit seinem Wissen als Apotheker zu unterstützen und neue Anregungen zu geben. Gerne möchte ich an dieser Stelle Klaus Grünewald benennen, der sehr prägend dazu beigetragen hat, Fachwissen auch an andere weiterzugeben, mich in meinem Tun jederzeit unterstützte und nicht zuletzt ein Mentor für meinen beruflichen Werdegang war und ist.

Ich wünsche mir, mit diesem Nachschlagewerk eine neue Brücke für die Kollegen gebaut zu haben, um in Zukunft mit Arzneimitteln in der Podologie besser umzugehen.

Maren Bloß

Arzneimittellehre

1

1.1 Arzneimittel

In der heutigen Zeit werden Arzneimittel in vielen verschiedenen Formen verwendet. Auch in der Podologie finden sie ihren Einsatz.

Wo kommen Arzneimittel her?

Arzneimitteltherapie

Die Arzneimitteltherapie ist schon sehr alt. Früher wurden Pflanzen für vielerlei Sachen verwendet. Als Tee, Heilpulver, Tinkturen oder Umschläge. Auch heute noch findet man für tierische, menschliche und synthetische Produkte Verwendung. Schon die Ägypter und die Chinesen hatten ca. 5.000 v. Chr. umfangreiche Kenntnisse bezüglich der Kräuterheilkunde. Auch heute noch spielen die Bestandteile der Pflanzen eine wichtige Rolle bei der Herstellung von Arzneien (auch in der Pharmaindustrie).

Beispiel: Kamille, Minze, Salbei sind sanfte Heilkräuter. Es gibt selbstverständlich auch Pflanzen, die je nach Konzentration äußerst giftig sind, z. B. Tollkirsche oder Fingerhut (Digitalis). Daher muss darauf hingewiesen werden, dass pflanzliche Arzneimittel keineswegs als harmlos einzustufen sind!

Tierische Produkte:

Medikamente rein tierischer Herkunft sind relativ selten geworden.

Beispiel: Blutegel (Hirudin), Insulin.

Stoffe mineralischer Herkunft (anorganische Stoffe).

Beispiel: Natrium, Kalium, Magnesium, Metalle wie *Eisen und Gold* (finden sich auch im Mineralwasser).

Die Arzneimittellehre umfasst viele Punkte, die im Einzelnen noch erläutert werden.

Arzneimittellehre

Das Arzneimittel (auch Heilmittel, Medikament, Pharmakon oder Präparat genannt) wird zu diagnostischen Zwecken und zur Behandlung von Krankheiten verwendet. Es wird aus natürlichen Grundstoffen oder synthetischen und ggf. (pharmazeutisch) speziell zubereiteten Wirksubstanzen hergestellt.

Definitionen einiger Begriffe aus der Pharmakologie

Wirkungsstärke: Maß für die Dosis eines Arzneistoffs, die zur Erreichung einer bestimmten Wirkung erforderlich ist (Regel: Je größer die Wirkungsstärke, desto geringer die Dosis).
Pharmakologie: Lehre von den Wechselwirkungen zwischen einer Substanz und dem Körper.
Pharmakokinetik: Was macht der Körper mit dem Arzneistoff (Aufnahme und Abbau des Medikaments im Körper)?
Pharmakodynamik: Was macht der Arzneistoff mit dem Körper?
Klinische Pharmakologie: Bereits bekannte Arzneistoffe werden am Menschen untersucht.
Toxikologie: Lehre von den schädlichen Eigenschaften bestimmter Stoffe.
Schema, wie ein oral eingenommenes Medikament im Körper wirkt:

1. Einnahme des Medikaments.
2. Liberation (Auflösung der Wirkstoffe).
3. Resorption (Aufnahme der Wirkstoffe ins Blut).
4. Distribution (Verteilung der Wirkstoffe in die verschiedenen Organe).

5. Metabolisierung (chemische Veränderung der Wirkstoffe, vor allem in der Leber).
6. Elimination (Ausscheidung der Arzneistoffe über Leber, Galle, Stuhl bzw. über Niere und Harn).

1.2 Das Arzneimittelgesetz (AMG)

Das Arzneimittelgesetz von 1986 gibt Auskunft über die Eigenschaften, die Arzneimittel aufweisen müssen, um in Deutschland in Verkehr gebracht werden zu dürfen. Das AMG gilt für Menschen genauso wie für Tiere, wobei für Tiere, die der Lebensmittelgewinnung dienen, besondere Vorschriften gelten.

In § 1 heißt es dazu: *Arzneimittel müssen Qualität, Wirksamkeit und Unbedenklichkeit aufweisen, was selbstverständlich für Arzneimittel für Mensch und Tier gleichermaßen gelten muss.*

Im Folgenden einige wichtige Auszüge:

§ 1 Zweck des Gesetzes

Es ist der Zweck dieses Gesetzes, im Interesse einer ordnungsgemäßen Arzneimittelversorgung von Mensch und Tier für die Sicherheit im Verkehr mit Arzneimitteln, insbesondere für die Qualität, Wirksamkeit und Unbedenklichkeit der Arzneimittel nach Maßgabe der folgenden Vorschriften zu sorgen.

§ 2 Arzneimittelbegriff

Arzneimittel sind Stoffe und Zubereitungen aus Stoffen, die dazu bestimmt sind, durch Anwendung am oder im menschlichen oder tierischen Körper

1. Krankheiten, Leiden, Körperschäden oder krankhafte Beschwerden zu heilen, zu lindern, zu verhüten oder zu erkennen,

2. die Beschaffenheit, den Zustand oder die Funktionen des Körpers oder seelische Zustände erkennen zu lassen,
3. vom menschlichen oder tierischen Körper erzeugte Wirkstoffe oder Körperflüssigkeiten zu ersetzen,
4. Krankheitserreger, Parasiten oder körperfremde Stoffe abzuwehren, zu beseitigen oder unschädlich zu machen oder
5. die Beschaffenheit, den Zustand oder die Funktionen des Körpers oder seelische Zustände zu beeinflussen.

Als Arzneimittel gelten:
Gegenstände, die ein Arzneimittel nach Absatz 1 enthalten oder auf die ein Arzneimittel nach Absatz 1 aufgebracht ist und die dazu bestimmt sind, dauernd oder vorübergehend mit dem menschlichen oder tierischen Körper in Berührung gebracht zu werden.

Arzneimittel sind nicht:
1. Lebensmittel im Sinne des § 1 des Lebensmittel- und Bedarfsgegenständegesetzes,
2. Tabakerzeugnisse im Sinne des § 3 des Lebensmittel- und Bedarfsgegenständegesetzes,
3. kosmetische Mittel im Sinne des § 4 des Lebensmittel- und Bedarfsgegenständegesetzes.

§ 3 Stoffbegriff

Stoffe im Sinne dieses Gesetzes sind

1. chemische Elemente und chemische Verbindungen sowie deren natürlich vorkommende Gemische und Lösungen,
2. Pflanzen, Pflanzenteile und Pflanzenbestandteile in bearbeitetem oder unbearbeitetem Zustand,

3. Tierkörper, auch lebender Tiere, sowie Körperteile, -bestandteile und Stoffwechselprodukte von Mensch oder Tier in bearbeitetem oder unbearbeitetem Zustand,
4. Mikroorganismen einschließlich Viren sowie deren Bestandteile oder Stoffwechselprodukte.

§ 4 Sonstige Begriffsbestimmungen
Fertigarzneimittel sind Arzneimittel, die im Voraus hergestellt und in einer zur Abgabe an den Verbraucher bestimmten Packung in den Verkehr gebracht werden.

§ 11 Packungsbeilage

Fertigarzneimittel, die Arzneimittel im Sinne des § 2 Abs. 1 oder Abs. 2 Nr. 1 sind und nicht zur klinischen Prüfung oder zur Rückstandsprüfung bestimmt sind, dürfen im Geltungsbereich dieses Gesetzes nur mit einer Packungsbeilage in den Verkehr gebracht werden, die die Überschrift *Gebrauchsinformation* trägt sowie folgende Angaben in der nachstehenden Reihenfolge allgemeinverständlich in deutscher Sprache und in gut lesbarer Schrift enthalten muss:

1. die Bezeichnung des Arzneimittels;
2. die arzneilich wirksamen Bestandteile nach Art und Menge und die sonstigen Bestandteile nach der Art;
3. die Darreichungsform und den Inhalt nach Gewicht, Rauminhalt oder Stückzahl, die Stoff- oder Indikationsgruppe oder die Wirkungsweise;
4. den Namen oder die Firma und die Anschrift des pharmazeutischen Unternehmers;
5. die Anwendungsgebiete;
6. die Gegenanzeigen;

7. Vorsichtsmaßnahmen für die Anwendung, soweit diese nach dem jeweiligen Stand der wissenschaftlichen Erkenntnisse erforderlich sind. Wechselwirkungen mit anderen Mitteln, soweit sie die Wirkung des Arzneimittels beeinflussen können;
8. Warnhinweise;
9. die Dosierungsanleitung mit Art der Anwendung, Einzel- oder Tagesgaben und bei Arzneimitteln, die nur begrenzte Zeit angewendet werden sollen, Dauer der Anwendung;
10. Hinweise für den Fall der Überdosierung, der unterlassenen Einnahme oder Hinweise auf die Gefahr von unerwünschten Folgen des Absetzens, soweit erforderlich;
11. die Nebenwirkungen; zu ergreifende Gegenmaßnahmen sind, soweit dies nach dem jeweiligen Stand der wissenschaftlichen Erkenntnisse erforderlich ist, anzugeben; den Hinweis, dass der Patienten aufgefordert werden soll, dem Arzt oder Apotheker jede Nebenwirkung mitzuteilen, die in der Packungsbeilage nicht aufgeführt ist, den Hinweis, dass das Arzneimittel nach Ablauf des auf Behältnis und äußerer Umhüllung angegebenen Verfalldatums nicht mehr anzuwenden ist, und, soweit erforderlich, die Angabe der Haltbarkeit nach Öffnung des Behältnisses oder nach Herstellung der gebrauchsfertigen Zubereitung durch den Anwender und die Warnung vor bestimmten sichtbaren Anzeichen dafür, dass das Arzneimittel nicht mehr zu verwenden ist, das Datum der Fassung der Packungsbeilage.

Bei Arzneimitteln, die in das Register für homöopathische Arzneimittel eingetragen sind, muss bei der Bezeichnung nach Absatz 1 Satz 1 Nr. 1 der Hinweis *Homöopathisches Arzneimittel* angegeben werden. Angaben über Anwendungsgebiete dürfen nicht gemacht werden; an deren Stelle ist die Angabe *Registriertes homöopathisches Arzneimittel, daher ohne Angabe einer therapeutischen Indikation* und bei Arzneimitteln, die zur Anwendung bei Menschen bestimmt sind, der Hinweis an den Anwender, bei während der Anwendung des Arzneimittels fortdauernden Krankheitssymptomen medizinischen Rat einzuholen, aufzunehmen. Die Angaben nach Absatz 1 Satz 1 Nr. 4, 7, 9, 12, 13 und 15 können entfallen.

§ 44 Ausnahme von der Apothekenpflicht

(1) Arzneimittel, die von dem pharmazeutischen Unternehmer ausschließlich zu anderen Zwecken als zur Beseitigung oder Linderung von Krankheiten, Leiden, Körperschäden oder krankhaften Beschwerden zu dienen bestimmt sind, sind für den Verkehr außerhalb der Apotheken freigegeben.
(2) Ferner sind für den Verkehr außerhalb der Apotheken freigegeben:

1. a) natürliche Heilwässer sowie deren Salze, auch als Tabletten oder Pastillen,
   b) künstliche Heilwässer sowie deren Salze, auch als Tabletten oder Pastillen, jedoch nur, wenn sie in ihrer Zusammensetzung natürlichen Heilwässern entsprechen,
2. Heilerde, Bademoore und andere Peloide, Zubereitungen zur Herstellung von Bädern, Seifen zum äußeren Gebrauch,
3. mit ihren verkehrsüblichen deutschen Namen bezeichnete
   a) Pflanzen und Pflanzenteile, auch zerkleinert,
   b) Mischungen aus ganzen oder geschnittenen Pflanzen oder Pflanzenteilen als Fertigarzneimittel,
   c) Destillate aus Pflanzen und Pflanzenteilen,
   d) Presssäfte aus frischen Pflanzen und Pflanzenteilen, sofern

sie ohne Lösungsmittel mit Ausnahme von Wasser hergestellt sind,
4. Pflaster,
5. ausschließlich oder überwiegend zum äußeren Gebrauch bestimmte Desinfektionsmittel sowie Mund- und Rachendesinfektionsmittel.

§ 48 Verschreibungspflicht

(1) Arzneimittel, die durch Rechtsverordnung nach Absatz 2 Nr. 1 bestimmte Stoffe, Zubereitungen aus Stoffen oder Gegenstände sind oder denen solche Stoffe oder Zubereitungen aus Stoffen zugesetzt sind, dürfen nur nach Vorlage einer ärztlichen, zahnärztlichen oder tierärztlichen Verschreibung an Verbraucher abgegeben werden.

(2) Das Bundesministerium wird ermächtigt, im Einvernehmen mit dem Bundesministerium für Wirtschaft nach Anhörung von Sachverständigen durch Rechtsverordnung mit Zustimmung des Bundesrates

1. Stoffe, Zubereitungen aus Stoffen oder Gegenstände zu bestimmen,
   a) die die Gesundheit des Menschen oder, sofern sie zur Anwendung bei Tieren bestimmt sind, die Gesundheit des Tieres … unmittelbar oder mittelbar gefährden können, wenn sie ohne ärztliche, zahnärztliche oder tierärztliche Überwachung angewendet werden oder die häufig in erheblichem Umfange nicht bestimmungsgemäß gebraucht werden, wenn dadurch die Gesundheit von Mensch oder Tier unmittelbar oder mittelbar gefährdet werden kann, für Stoffe oder Zubereitungen aus Stollen vorzuschreiben, dass sie nur abgegeben werden dürfen, wenn in der Verschreibung bestimmte Höchstmengen für den Einzel und Ta-

gesgebrauch nicht überschritten werden oder wenn die Überschreitung vom Verschreibenden ausdrücklich kenntlich gemacht worden ist.

§ 55 Arzneibuch

(1) Das Arzneibuch ist eine vom Bundesministerium bekanntgemachte Sammlung anerkannter pharmazeutischer Regeln über die Qualität, Prüfung, Lagerung, Abgabe und Bezeichnung von Arzneimitteln und den bei ihrer Herstellung verwendeten Stoffen. Das Arzneibuch enthält auch Regeln für die Beschaffenheit von Behältnissen und Umhüllungen.

(2) Die Regeln des Arzneibuchs werden von der Deutschen Arzneibuch-Kommission oder der Europäischen Arzneibuch-Kommission beschlossen. Die Bekanntmachung der Regeln kann aus rechtlichen oder fachlichen Gründen abgelehnt oder rückgängig gemacht werden.

(8) Arzneimittel dürfen nur hergestellt und zur Abgabe an den Verbraucher im Geltungsbereich dieses Gesetzes in den Verkehr gebracht werden, wenn die in ihnen enthaltenen Stoffe und ihre Darreichungsformen den anerkannten pharmazeutischen Regeln entsprechen. Arzneimittel dürfen ferner zur Abgabe an den Verbraucher im Geltungsbereich dieses Gesetzes nur in den Verkehr gebracht werden, wenn ihre Behältnisse und Umhüllungen, soweit sie mit den Arzneimitteln in Berührung kommen, den anerkannten pharmazeutischen Regeln entsprechen.

1.3 Arzneimittelformen

Hier werden verschiedene Formen der Arzneimittel vorgestellt.

Kapseln

Kapseln sind einzeldosierte Arzneiformen, die Pulver, Granulate (in Steckkapseln) oder ölige Flüssigkeiten (Weichkapseln) enthalten. Die Vorteile: ein Überdecken unangenehmer Eigenschaften wie Bitterkeit und Geruch, gute Einnehmbarkeit, schonende Herstellung ohne Pressdruck, gute Dosierbarkeit, rascher Zerfall im Magen- oder Darmsaft.

Lösungen

Lösungen sind flüssige, klare Zubereitungen, die aus Lösungsmittel, einem oder mehreren Arzneistoffen und eventuell Hilfsstoffen bestehen. Zum einen gibt es oral anzuwendende Lösungen: Sie werden nach Volumen (Esslöffel = 15 ml, Dessertlöffel = 10 ml, Teelöffel oder Kaffeelöffel = 5 ml) und Tropfen unterschieden. Zu ihnen gehören Säfte (verdünnte Form eines Arzneistoffs), Sirupe (Lösungen mit hohem Anteil an Zucker oder Süßstoffen), Tropfen (wässrige, alkoholische oder ölige Lösungen mit stark wirksamen Arzneistoffen), Mixturen (wässrige, meist gesüßte und aromatisierte Lösungen), Tinkturen (alkoholhaltige Lösungen) und Elixiere (stark gesüßte, meist aromatisierte, alkoholische Lösungen). Zum anderen gibt es parenteral anzuwendende Lösungen, also Injektions- und Infusionslösungen, die durch die Haut ins Körperinnere gebracht werden. In der Regel handelt es sich dabei um wässrige Lösungen, in seltenen Fällen aber auch um ölige Lösungen (Suspensionen). Ferner gibt es die subkutane Injektion (Unterhautfettgewebe), die intramuskuläre Injektion, die intravenöse Injektion (nur wässrige Lösungen) und die Infusion (mehr als 100 ml). Außerdem gehören zu den Lösungen die Augentropfen: sterile, wässrige oder ölige Lösungen zur Anwendung am Auge.

Pulver

Pulver sind mehr oder weniger zermahlene Arzneistoffe. Es wird unterschieden zwischen einzeldosierte Pulver (stark wirkende Arzneistoffe) und mehrfachdosierte Schachtelpulver (schwach wirkende Arzneistoffe).

Suspensionen

Bei Suspensionen findet eine feine Verteilung (Aufschwemmung) von unlöslichen Feststoffteilchen (je kleiner die Teilchen, umso schneller die Arzneistoffaufnahme) in einer Flüssigkeit statt. Bei oralen Suspensionen ist in der Regel ein unlöslicher Arzneistoff in Wasser verteilt. Suspensionen sollten immer vorher geschüttelt werden, damit die festen Teile in der Schwebe sind. Wenn der Bodensatz sich nicht aufschütteln lässt, dann verwerfen.

Tabletten

Tabletten gibt es in den verschiedensten Formen: als nicht überzogene Tabletten, überzogene Tabletten bzw. Dragees (mit Sirup- oder Lacklösung überzogen, glatt, glänzende und oft gefärbte Oberfläche) und als Filmtabletten (mit sehr dünnem, farblosen Überzug). Es gibt mehrere Gründe, warum Tabletten überzogen werden können, z. B. wegen unangenehmen Eigenschaften wie Geschmack oder Geruch, als Schutz vor Umwelteinflüssen, zum Schutz vor saurem Magensaft, zur Verbesserung der Einnahme durch Oberfläche und Form oder zur Gewährleistung einer Magensaftresistenz (Überzug zerfällt erst im alkalischen Darmsaft).

Arzneisubstanzen in Tabletten werden unterschiedlich aktiviert; so gibt es Tabletten, die z. B.

- durch den Magensaft zerfallen,
- erst im Darm wirken,

- Übelkeit und Erbrechen hervorrufen,
- sich erst in Wasser auflösen (Brausetabletten),
- zur Anwendung in die Mundhöhle gebracht werden, um eine langanhaltende und lokale Wirkung zu erzielen (Lutschtabletten).

Zäpfchen

Zäpfchen sind feste, einzeldosierte Arzneiformen zur rektalen und auch vaginalen Verabreichung von lokalen oder systemisch wirkenden Arzneistoffen. Die Arzneistoffaufnahme erfolgt langsamer und mengenmäßig geringer. Rektale Verabreichung eignet sich bei Magenunverträglichkeiten, Bewusstlosigkeit sowie Nasentropfen und finden Verwendung bei Säuglingen und Kleinkindern.

Emulsionen

Emulsionen bilden ein System aus zwei nicht miteinander mischbaren Flüssigkeiten, wobei die eine Flüssigkeit in der anderen fein verteilt ist. Zur feinen Verteilung muss das System gerührt oder geschüttelt werden. Ein Emulgator soll die Entmischung verhindern. Häufig vorkommende Emulsionen sind solche aus einer Wasser- und einer Öl-Phase.
Wasser-in-Öl: Bei W/O-Emulsionen ist die Ölphase durchgängig, die Wasserphase ist in kleinen Tröpfchen darin verteilt (Beispiel: Butter). Der Wassergehalt in W/O-Emulsionen darf höchstens 74 % betragen.
Öl-in-Wasser: Bei O/W-Emulsionen sind die Verhältnisse umgekehrt. Die Wasserphase ist durchgängig, die Ölphase ist in kleinen Tröpfchen darin verteilt (Beispiel: Milch). Eine O/W-Emulsion muss mindestens 26 % Wasser enthalten.

Der Emulsionstyp (O/W bzw. W/O) wird nicht durch den Wasseranteil der Emulsion bestimmt, sondern durch den verwendeten Emulgator. Emulgatoren, bei denen die wasserfreundlichen Gruppen überwiegen, führen zu Öl-in-Wasser-Emulsionen. Überwiegen dagegen die fettfreundlichen Gruppen, so entstehen Wasser-in-Öl-Emulsionen.

Salben

Bei Salben handelt es sich um halbfeste Arzneiformen, in denen Arzneistoffe gelöst, suspendiert (Verteilung von unlöslichen Feststoffteilchen in einer Flüssigkeit) oder emulgiert (Verteilung von zwei ineinander nicht löslichen Flüssigkeiten) sein können. Man unterscheidet zwischen Penetrationssalben (Arzneistoff dringt in die Haut ein) und Resorptionssalben (Arzneistoff dringt tiefer in den Körper ein).

Man unterscheidet verschiedene Salbentypen:

Salben

Salben im engeren Sinn bestehen aus einer einheitlichen Grundlage. Hydrophobe/lipophile Salben können nur kleine Mengen Wasser aufnehmen. Die Grundlage der Zubereitungen ist mit Wasser mischbar.

Cremes

Cremes sind mehrphasige Zubereitungen, die aus einer hydrophilen und einer lipophilen Phase bestehen. Bei hydrophoben Cremes ist die äußere Phase lipophil. Sie enthalten Emulgatoren vom W/O-Typ. Bei hydrophilen Cremes ist die äußere Phase die wässrige Phase. Die Zubereitungen enthalten O/W- Emulgatoren.

Gele

Sie bestehen aus gelierten Flüssigkeiten, die mit geeigneten Quellmitteln hergestellt werden.

Pasten
Zu den Pasten gehören alle Salben mit einem Feststoffanteil von mindestens 10 %.

1.4 Wichtige Schlagwörter in der Arzneimittellehre

Um einige immer wiederkehrende Ausdrücke schneller zu verstehen, wurde hier für den Anwender eine Zusammenfassung der wichtigsten Schlagwörter der Arzneimittellehre alphabetisch zusammengefasst.

5er-Regel

- Richtiges Medikament,
- zur richtigen Zeit,
- richtige Dosierung/Konzentration,
- richtige Applikationsart,
- nicht apothekenpflichtig.

AMG

Abkürzung für das Arzneimittelgesetz. Dort ist der Verkehr der Arzneimittel geregelt. DAB ist die Abkürzung für das Deutsche Arzneibuch. BTMVV ist die Abkürzung für die Betäubungsmittel-Verschreibungs-Verordnung.

Apothekenpflicht

Das Produkt darf nur in Apotheken abgegeben werden, ist aber für jeden erwerbbar.

Arzneimittelschrank

- Abschließbar,

- immer geschlossen,
- darf nicht unbeaufsichtigt offen stehen,
- Zäpfchen, Ampullen und Medikamente zur oralen Applikation getrennt gelagert und innerhalb ihrer Gruppen alphabetisch geordnet,
- First in – First out-System (alte nach vorne),
- Beipackzettel in Medikamentenverpackungen lassen,
- einmal im Monat gereinigt und auf verfallende Medikamente kontrolliert.

Niemals umpacken oder nachfüllen in andere Behälter.

BTM-pflichtig
Das Produkt unterliegt der Betäubungsmittel-Verschreibungs-Verordnung. Es darf nur mit besonderen, dreiteiligen Rezeptformularen verschrieben werden.

Compliance (engl.: *Einwilligung*, *Bereitschaft*)
Therapietreue; Bereitschaft eines Patienten zur Mitarbeit bei diagnostischen oder therapeutischen Maßnahmen, z. B. Zuverlässigkeit, mit der therapeutische Anweisungen befolgt werden.

Einnahme von Arzneimitteln

- Magensaftresistente Tabletten vor dem Essen einnehmen, sonst liegen sie zu lange im Magen.
- Analgetika (z. B. ASS, Aspirin) mit viel Wasser und aufrecht einnehmen.
- Eisensalze nicht mit Milch einnehmen.
- Antibiotika (z. B. Penicilline) eine bis eine halbe Stunde vor dem Essen mit viel Wasser einnehmen. Andere Antibiotika zum Essen einnehmen.
- Antiarrythmetika, Parkinsonmittel und Analgetika (Diclo,

Brufen) während oder nach dem Essen mit viel Wasser einnehmen.
- Retardpräparate mit dem Essen einnehmen.

Entsorgung

- An Apotheke zurückschicken.
- In spezielle Behälter (z. B. Kanülenbox).
- Nicht in die normale Mülltonne.

Erkennen von Veränderungen

- Veränderung in Geruch, Farbe, Trübungen, Ausfällungen und Konsistenz.
- Haltbarkeit und Verfallsdatum beachten.

Galenik

Wissenschaft von der Zubereitung von Arzneimitteln aus Arznei- und Hilfsstoffen.

Generika

Arzneimittel, die unter einen nicht geschützten Freinamen im Handel sind, weil das Patent abgelaufen ist. Das eingekreiste ® auf der Verpackung bedeutet, dass das Arzneimittel unter einem geschützten Handelsnamen verkauft wird. Arzneimittel gibt es aus natürlichem (Pflanzen), synthetischem (Reagenzgläsern), halbsynthetischem (Substanz aus der Pflanze wird chemisch weiterverarbeitet) und gentechnologischem Ursprung (wird durch Bakterium E. coli gezogen).

Handelsname

Präparatename; er ist 20 Jahre geschützt.

Homöopathische Arzneimittel

Pflanzlichen, tierischen oder mineralischen Ursprungs.

Hygienemaßnahmen

- Sauberkeit, Übersichtlichkeit und Ordnung am Arbeitsplatz und im Arzneimittelschrank.
- Bei der Lagerung müssen Temperatur, Luftfeuchtigkeit, Luftsauerstoffgehalt, Lichtzutritt und das Auftreten von Mikroorganismen beachtet werden.
- Instrumentarium muss nach jeder Benutzung erst desinfiziert, dann sterilisiert werden.

Kennzeichnung von Fertigarzneimitteln

Name und Anschrift des Herstellers, Bezeichnung des Arzneimittels, Zulassungsnummer, Chargen-Bezeichnung (die in einem Herstellungsgang fertiggestellte Menge eines Arzneimittels), Darreichungsform, Inhalt nach Gewicht/Rauminhalt/Stückzahl, Art der Anwendung, wirksame Bestandteile nach Art und Menge, Verfallsdatum, Verabreichungs-/Apothekenpflicht, eventuell unverkäufliches Muster, Aufbewahrungshinweis, hochgestelltes R im Kreis (®).

Kumulation

Die Arzneimittelkonzentration steigt im Körper stetig an. Die toxische Grenzkonzentration kann dabei erreicht oder überschritten werden, und zwar durch

- zu kurze Abstände zwischen Arzneimittelgaben,
- eine Wechselwirkung zwischen Arzneimitteln,
- Organstörungen.

Lagerung von Arzneimitteln

Temperatur (grundsätzlich Raumtemperatur, ansonsten auf Verpackung vermerkt), Licht (bester Schutz in verschlossener Packung), Luftsauerstoff (bester Schutz in verschlossener Verpackung), Luftfeuchtigkeit (Originalverpackung), Mikroorganismen (besonders bei Stechampullen, mit Datum versehen, Originalverpackung), mechanische Einflüsse (besonders bei Infusionsflaschen und Ampullen, durch Einfüllen in Schachteln oder Karton und durch Fallenlassen, entstehen Haarrisse = Mikroorganismen), Zeit (Verfallsdatum, nur so viel Arzneimittel und so lange wie nötig, ansonsten abgeben), Erkennen von Veränderungen (Geruch, Farbe, Eintrübungen, Konsistenz, Wirkung, ansonsten physische und chemische Prüfung), Lagerung im Arzneimittelschrank.

Licht, Luft, Feuchtigkeit, Mikroorganismen

- Besten Schutz bieten unbeschädigte Originalverpackungen.
- Angebrochene Stechampullen, Säfte und Augentropfen mit Anbruchdatum versehen und nur zeitlich beschränkt verwenden (siehe interne Anweisungen).
- Angebrochene Stechampullen in den Kühlschrank (kaum Keimvermehrung).

Mechanische Einflüsse

- Fallenlassen von Schachteln, Kästen und Infusionsflaschen.
- Kleine Haarrisse → schwere Infektionen des Patienten, kann zum Tod führen → Wegschmeißen.

N1, N2, N3

Das Maß für verschiedene Packungsgrößen: N1 = 10, N2 = 20, N3 = 100 Stück.

Namenszusätze

Namen, die auf Dosis oder Wirkung verweisen:

- Mite: geringere Dosis,
- Forte: höhere Dosis,
- Depot, retard: verlängerte Wirkung,
- Monopräparate: nur ein Wirkstoff,
- Compositum, plus: Kombination mehrerer Wirkstoffsubstanzen.

Nicht apothekenpflichtig

Das Produkt ist frei verkäuflich, auch außerhalb der Apotheke.

Pharmakokinetik

Das LADME-Modell

L = Liberation (Freisetzung),
A = Absorption/Resorption (Aufnahme),
D = Distribution (Verteilung),
M = Metabolisierung (Umbau, Umwandlung),
E = Elimination (Ausscheidung).

Placebo

Präparat hat keinen Wirkstoff und ist somit ein Schein- oder Leerpräparat, das zur Objektivierung von Untersuchungsergebnissen dient.

Pyrazolderivate

In einigen Kombinationspräparaten enthalten; gute schmerzstillende Wirkung.

Rezeptpflicht

Darf nur auf Vorlage eines Rezeptes eines Arztes, Tierarztes oder Zahnarztes abgegeben werden.

Salicylsäurederivate

Salicyle sind Auszüge aus der Weidenrinde, die früher als Rheumamittel eingesetzt wurden.
Acetylsalicylsäure: Aspirin (Tabletten, 100, +C Brause), ASS Ratio, Spalt, Melabon N, Temagin 600, Alka Seltzer etc.
Indikation: Schmerzstillend, fiebersenkend, entzündungshemmend, antirheumatisch, Thrombozytenaggregationshemmer.
Dosierungsform/Dosierungsanleitung: 1 g/Tag als Schmerzmittel und 4 – 6 g/Tag als Rheumamittel.
Wirkung: Hemmung der Prostaglandinsynthese.
Nebenwirkungen: Ohrensausen, gastrointestinale Störungen (Sodbrennen, Magenbeschwerden), Blutverluste in den Darm, Asthmaanfälle, Hörverluste.
Kontraindikation: Schäden an der Magen-/Darm-Schleimhaut.
Interaktion: andere schleimhautschädigende Mittel, z. B.: Cortison, gerinnungshemmende Mittel, z. B.: Marcumar.

Temperatur

Zimmertemperatur: 15 – 20 °C.
Kühlschrank: 2 – 8 °C.
Feuergefährliche Stoffe (z. B. Alkohol) nicht in der Nähe von Heizung und vor Sonnenlicht geschützt aufbewahren.

Umgang mit Fehlern in der Medikamentengabe

- Sofort melden (genau welche Art),
- Dokumentieren,
- Beobachten und folgen.

Verum

Präparat mit Wirkstoff.

Waschzettel (Beipackzettel)

- Name und Anschrift des Herstellers,
- Bezeichnung des Arzneimittels,
- Wirksame Bestandteile (Art und Menge),
- Anwendungsgebiete (Indikation),
- Gegenanzeigen (Kontraindikation, relativ = nicht immer, aber manchmal und absolut = immer),
- Nebenwirkungen,
- Wechselwirkungen (Interaktion),
- Dosierungsanleitung (mit Einzel- und Tagesabgaben, soweit nicht anders verordnet),
- Art der Anwendung und eventuell Zeit (nach Ablauf des Verfallsdatums nicht mehr verwenden, für Kinder unzugänglich aufbewahren, evtl. Aufbewahrungshinweis = Licht, Temperatur, Zeit).

Zeit

Angebrochene Packungen werden mit X gekennzeichnet und eher verbraucht.

Einmal monatlich werden der Arzneimittelschrank kontrolliert und verfallende Medikamente entsorgt.

> Gesagt ist nicht gehört!
> Gehört ist nicht verstanden!
> Verstanden ist nicht einverstanden!
> Einverstanden ist nicht angewendet!
> Angewendet ist nicht beibehalten!
>
> **Konrad Lorenz, Verhaltensbiologe und Nobelpreisträger**

2

Kleine Warenkunde

2.1 Unterschiede der Verbandstoffe

Um eine Wunde zu versorgen, sollte man einige notwendige Kenntnisse über Wundverbände und Wundschnellverbände haben. Bei dem sogenannten Wundverband ist auf die verschiedenen Eigenschaften zu achten. Die Wahl des Wundverbands hängt von der Wunde ab. Es gibt unterschiedliche Grundstoffe für Verbandmaterialien, die von Baumwolle bis hin zu Schaumstoffen reichen.

Baumwolle ist ein natürlicher Stoff, der aus der Baumwollpflanze (Fruchtkapsel) gewonnen wird. Es ist ein sehr saugfähiges Material, das Flüssigkeiten hervorragend aufnimmt, dabei aber luftdurchlässig bleibt.

Zellwolle ist eine Naturfaser, die aus umgewandelten Zellulosefasern hergestellt wird. Die Zellulosefasern werden aus Holzspänen gewonnen und zu Zellstoff verarbeitet, nicht verarbeitungsfähige Fasern werden dann chemisch umgewandelt. Sie ist sehr saugfähig und eher unelastisch.

Vliesstoffe sind Faserverbundstoffe, bei denen Baum- und Zellwolle durch ein chemisches Verfahren miteinander verbunden werden.

Unterteilung der Wundverbände in

- **Normale Wundverbände**
  Normale Wundverbände bestehen aus Baum-, Vlies- oder Zellwolle. Sie können direkt auf die Wunde gelegt oder zur Abdeckung benutzt werden. Zu beachten ist, dass manche Wunden mit der Abdeckung verkleben können. Dazu zählen auch die Fixierverbände, die dazu dienen, die Kompressen zu schützen und zu fixieren.

- **Interaktive Wundverbände**
  Interaktive Wundverbände sind resorbierbare Therapeutika, die zur Wiederherstellung des natürlichen Wundheilungsprozesses bei chronischen Wunden dienen. Sie bestehen z. B. aus Hydrokolloiden, Hydrogelee, Alginaten, Polyacrylaten und inerter Gaze. Sie kommen direkt auf die Wunden und werden dort zur Schaffung eines physiologischen Wundmilieus eingesetzt.
- **Wundschnellverbände (Pflaster)**
  Wundschnellverbände sind beschichtete Stoffe aus Baum- oder Zellwolle mit einer Klebemasse. Sie dienen der sofortigen Abdeckung kleinerer Wunden. Unterteilen kann man diese Wundschnellverbände in zwei Gruppen.
- **Allergene Pflaster und hypoallergene Pflaster**
  Gerade in der heutigen Zeit reagieren immer mehr Menschen auf Pflaster, die mit Zinkoxidkautschuk beschichtet sind und oft Allergien auslösen. Hier wurde Abhilfe geschaffen, indem neue Pflasterarten mit Polyacrylaten beschichtet werden, um das Allergierisiko zu vermindern.

Begriff	Erklärung
Verbandsmaterial	Wund- und Heftpflaster, sterile Wundauflagen, metallisierte Wundauflagen und Fettgaze
sterile Wundauflage	Sterile Wundauflage für einen direkten Wundkontakt
Heftpflaster	Fixierung steriler Wundauflagen mit einem Heftpflaster
Mullbinde	Fixierung einer sterilen Wundauflage an Arm oder Bein mit einer Mullbinde
fertiger Pflasterverband	Ausreichend für kleinere Wunden

Begriff	Erklärung
steriles Wundkissen	Steriles Wundkissen bei fertigen Pflasterverbänden bereits befestigt
Metallisierte Wundauflage	Keine Verklebungen bei Wundauflage; geeignet für Verbrennungen und Verletzungen
Fettgaze	Imprägnierung mit Heilsalbe und relativ gute Vorbeugung vor Verklebungen; geeignet für nässende Wunden
Spülen von Wunden, Verbrennungen und Verletzungen	Spülung für mindestens zehn Minuten
Hautschäden bei Erfrierungen	Fixierung der Wundauflage an Fingern und Zehen mit Dreieckstuch

Sprühverbände

flint med® Sprühverband *nicht apothekenpflichtig*

Arzneizusammensetzung: 33 ml (Lösung und Treibmittel) enthalten: Poly(butylmethacrylat, methylmethacrylat) (3:1) 1,56 g.
Weitere Bestandteile: Ethylacetat, Rizinusöl, Propan-Butan.
Anwendungsgebiete: Bei kleinen Wunden und Verletzungen der Haut, z. B. Schürf-, Schnitt-, Riss-, Quetsch- und Kratzwunden; auch bei Schrunden.
Anwendungsbeschränkungen: Nicht auf infizierte, tiefe Verletzungen oder Verbrennungen sprühen. Nicht in Kontakt mit Augen oder Schleimhäute bringen.
Dosierungsform/Dosierungsanleitung: Auf die gereinigte und abgetupfte Wunde aus ca. 5 – 10 cm Entfernung sprühen, evtl. mehrmals anwenden.

Hansaplast Sprühpflaster® *nicht apothekenpflichtig*

Arzneizusammensetzung: 1 ml Spray enthält: Polyisobuten, Isopropylhydrogenmaleat, Methylacrylat, Ethylacetat, n-Pentan.
Anwendungsgebiete: Fördert schnellere Wundheilung. Für kleine, frische, saubere Hautverletzungen.
Anwendungsbeschränkungen: Nicht auf infizierte, tiefe Verletzungen oder Verbrennungen sprühen. Nicht in Kontakt mit Augen oder Schleimhäute bringen.
Dosierungsform/Dosierungsanleitung: Auf die gereinigte und abgetupfte Wunde aus ca. 5 – 10 cm Entfernung sprühen, evtl. mehrmals anwenden.

Opsite® Spray Lösung und Treibmittel *nicht apothekenpflichtig*

Arzneizusammensetzung: 100 ml enthalten: Polymethylacrylat 9 % (w/w).
Weitere Bestandteile: Aceton, 2-Propanol, Dimethylether, Butan-40.
Anwendungsgebiete: Bei kleineren Schnitt- und Schürfwunden sowie trockenen Wundnähten, bei Wundnähten nach der Fadenentfernung, zur Fixierung von Mesh-Graft (tangential) auf trockenem Wundgrund und bei Drainageaustrittstellen.
Gegenanzeigen: Verbrennungen; nässende, infizierte, tiefe oder stichförmige Wunden.
Anwendungsbeschränkungen: Nicht im Bereich von Augen und Schleimhäuten anwenden.
Nebenwirkungen: Direkt nach dem Aufsprühen kann ein leichtes Brennen entstehen.
Dosierungsform/Dosierungsanleitung: Die saubere, nicht exsudierende Wunde aus ca. 15 cm Entfernung kurz besprühen und ca. drei Minuten trocknen lassen. Der Film kann durch ein zwei- bis dreimaliges Besprühen verstärkt werden.

2.2 Verbände auf einen Blick

Produktname	Beschreibung
Wundkissen: Wundkompressen aus Baumwolle	
Askina® Mullkompresse	100 % chlorfrei gebleicht, eingeschlagene Schnittkanten
Gazin®	Sterilkompresse, DIN EN 14 079, alle Schnittkanten innen
Wundkissen: Vliesstoffkompressen	
Fil-Zellin®	Universalkompresse aus Verbandzellstoff, wundfreundlich, sehr saugfähig
Medicomp®	Vliesstoffkompresse in Mullstruktur (70 % Zellwolle, 30 % Polyesterfasern), saugfähig, atmungsaktiv
Solvaline® N	Aus Baumwollwatte, beidseitig mit fein perforierter und mit Watte thermisch verbundener Polyesterfolie, keine Verklebungsneigung, beidseitige Verwendung möglich, saugfähig
Topper 8®	Mullkompresse aus Verbandmull (100% Baumwolle), eingeschlagene Schnittkanten, in verschiedenen Größen erhältlich
Urgo-Pad®	Sterile Kompresse mit Außenhülle aus Zweischicht - vlies, Wundseite aus Polyamidfasern (hydrophob), Innenseite aus Zellwollfasern (hydrophil); Zwischenschicht aus Tissuezellstoff, Saugkörper aus Zellstoffflocken; Rückseite aus Zellstofflage und als Kontaminationsschutz (hydrophob); saugfähig
Vliwasoft®	Universalkompresse aus vier- bzw. sechsfach gelegtem, feinporigem, nicht faserndem Vliesstoff; geringe Verklebungsneigung, saugfähig
Zemuko®	Zellstoff-Vliesstoff-Kombination mit Wundseite aus Vliesstoff (67 % Viskose, 33 % Polyester), Saugschicht aus hochgebleichtem Zellstoff (nach DAB), Lagen durch punktförmige Prägung verbunden, sterilisiert bzw. sterilisierbar (A 121 °C)
Zetuvit®	Saugkompresse aus vier aufeinander abgestimmten Materialschichten (Zweischichtvlies, Saugkörper aus weichen Zellstoffflocken, Tissuelage zur Sekretverteilung, feuchtigkeitsabweisende Lage aus Polypropylenvlies)

Produktname	Beschreibung
Fixierpflaster: Heftpflaster, Seidenpflaster, Vliespflaster, Transparentpflaster	
Askina film®	Anschmiegsames Folienmaterial, mit Polyacrylatkleber, perforiert, längs und quer gut reißbar, atmungsaktiv, transparent
Askina silk®	Sichere Haftung auf unterschiedlichen Hautoberflächen, hautfreundlich durch Polyacrylatkleber, atmungsaktiv
Askina® fix	Weißes, selbstklebendes Fixiervlies mit Polyacrylatkleber; hohe Formadaption und Elastizität, leichte Fixierung durch geteilte Schutzfolie, hypoallergen, atmungsaktiv
Blenderm®	Transparentes, anschmiegsames Spezialpflaster, mit Polyehylenfilm und Polyacrylatkleber, okklusiv, elastisch, wasserdicht
Chirofix®	Selbstklebender, anschmiegsamer Fixierverband, mit Polyacrylatkleber, dünn, querelastisch, reißfest, atmungsaktiv
Fixomull Strech®	Polyestervlies, mit Polyacrylatkleber, querelastisch, anschmiegsam, atmungsaktiv
Fixomull Transparent®	Transparente Polyurethanfolie, mit Polyacrylatkleber, Fixierung von Wundauflagen auch an Gelenken und Extremitäten möglich, wasserdicht
Fixomull®	Zugfester Viskosemull, mit Polyacrylatkleber, atmungsaktiv
Hapla-Band®	Hautfarbenes, selbstklebendes Fixierpflaster, mit Polyacrylatkleber; durch elastische Kettfäden längsseitig dehnbar, bleibt querseitig straff, hypoallergen
Leukoflex®	Transparentes, anschmiegsames Fixierpflaster, Träger mit Polyethylenfolie und Polyacrylatkleber, dehnbar, latexfrei, wasserfest
Leukofix®	Träger aus perforierter Polyethylenfolie, mit Polyacrylatkleber, latexfrei
Leukoplast®	Zellwollgewebe aus Viskose, mit Zinkoxid-Kautschuk-Harz-Kleber, wasserfest
Leukopor®	Weißes, anschmiegsames Fixierpflaster aus Polyester-Viskose-Vlies, mit Polyacrylatkleber, latexfrei, wasserabweisend, atmungsaktiv

Produktname	Beschreibung
Leukosilk®	Weißes, zugfestes Fixierpflaster aus Celluloseacetat, mit Polyacrylatkleber, latexfrei
Leukotape®	Baumwollgewebe, haftet auf Haut und Unterzugbinden, mit Zinkoxid-Kautschuk-Kleber, latexfrei, wasserfest
Micropore®	Papierpflaster aus Kunstseidenvlies, mit Polyacrylatkleber, hautfreundlich, hypoallergen, porös, atmungsaktiv
Wundschnellverbände: Hypoallergene Wundpflaster	
Alldress®	Polyestervlies, mit Polyurethanfilm und Polyacrylatkleber; wasserfest, atmungsaktiv
Askina soft®	Vlies, mit Polyacrylatkleber
Cosmopor®E	Steriler, selbsthaftender Polyestervlies, mit Polyacrylatkleber, hypoallergen, hautfreundlich, atmungsaktiv
Curaplast®	Anschmiegsames Vliespflaster aus 100 % Polyester, durchlaufendes Wundkissen, mit Polyacrylatkleber, hypoallergen, atmungsaktiv
Curapor transparent	100 % Polyurethan, Saugschicht aus Viskose, hautfreundlicher kolophonium- und kolophoniumderivatfreier Polyacrylatkleber.
Curapor® steril	Weißer Vließstoff aus 100% Polyester, mit Belüftungsperforation und Polyacrylkleber, hypoallergen, einzeln verpackte Zuschnitte von 7 x 5 cm
Curapor® Transparenz	Weißer, steriler Trägervliesstoff aus 100% Polyester, mit Belüftungsperforation und Polyacrylkleber, hypoallergen, einzeln verpackte Zuschnitte von 7 x 5 cm bzw.10 x 8 cm
Cutiplast®	Polyestervlies, mit Polyacrylatkleber, atmungsaktiv
Hansaplast soft®7	Zuschneidbares, anschmiegsames Pflaster, hypoallergen (bei Silberallergie und Argyrie), hautfreundlich
Hansapor® Steril	Polyamidvlies, mit Polyacrylatkleber; Vlies entspannt sich bei Kontakt mit Sekret, keine Verklebungsneigung
Hydrofilm®	Selbsthaftender Transparentverband, mit semipermeabler Polyurethanfolie und hypoallergenem Kleber, wasserfest, atmungsaktiv

Produktname	Beschreibung
Hydrofilm® Plus	Transparenter, selbsthaftender Wundverband, mit Polyurethanfolie, saugfähige Wundauflage, semipermeabel, hypoallergen, wasserfest, atmungsaktiv
Medipore® & Pad	Polyestervlies, mit Polyacrylatkleber, atmungsaktiv
Opsite® Post-Op	Baumwoll-Acrylfasermischung mit transparenter Op-Site-Folie, mit Polyurethanfilm und Polyacrylatkleber, leichtes Applikationssystem, absorbierendes Wundkissen, keimundurchlässig, wasserfest, atmungsaktiv
Optiskin®	Polyesterviskose mit Schutzvlies, mit Polyethylenfilm und Polyacrylatkleber, wasserfest, atmungsaktiv
Steripad®	Wundkissen aus Viskose und Polyester, mit PVC-Film und Polyacrylatkleber, wasserfest, atmungsaktiv
Telfa® Island	Baumwollvlies, mit Polyacrylatkleber, atmungsaktiv
Urgosterile®	Polyestervlies, mit Polyurethanfilm und Polyacrylatkleber, amungsaktiv
Viasorb®	Baumwolle, mit Polyurethanfilm und Polyacrylatkleber, wasserfest, atmungsaktiv
Mullbinden: Elastischer Mull und Fixierbinden	
PHEA Last®	Elastische Mullbinde aus100 % Baumwolle, 20-fädig
Mollelast®	Elastische Fixierbinde aus 25 % Baumwolle, 100 % dehnbar
Askina elast fine®	40 % Baumwolle, zur Schienenfixierung
Elastomull®	Hoher Baumwollanteil, sicher haftend durch Kräuselstruktur
Stülpverbände: Schlauchverband, Netzverband	
Tricodur Tubular®	Schlauchverband für Stütz- und Fixierverbände mit hohem Baumwollanteil, Wärme- und Kältekompresse, gleichmäßige Rückstellkraft, dauerhaft querelastisch, rutschfester Sitz, zeitsparendes Anlegen, wasch- und dampfsterilisierbar, luftdurchlässig
Stülpa-fix®	Schlauchverband aus Viskose und mit Baumwollanteil, auch für die kleinsten Extremitäten zu verwenden, Länge 15 m, Schlauchbreite ungedehnt 1,2 cm
Elastofix®	Wasch- und sterilisierbarer Verband.

Produktname	Beschreibung
tg-Schlauchverband®	Nahtloser Schlauchverband, in verschiedenen Größen, von 1,4 cm bis 10 cm
Stülpa Schlauchrollenverband®	Nahtloser Schlauchverband, in verschiedenen Größen, von 1,5 cm bis 21cm

2.3 Druck- und Reibungsschutz

Beim Reibungsschutz bleibt die volle Druckbelastung des Gebietes erhalten. Es wird lediglich die Auswirkung der Reibung auf die Haut verhindert.

Produktname	Beschreibung
Druckschutz	
Hapla Fleecy Foam	Weicher Polyurethanschaum, kombiniert mit der Festigkeit von reinem Polyestervlies; weich, glatt, stoßdämpfend, luft- und wasserdampfdurchlässig 5 mm 22,5 x 45 cm, 4 Platten
Hapla Foam-O-Felt	Polstermaterial aus reinem Wollfilz, Oberfläche aus federndem Latexschaumstoff; Druck- und Reibungsabsorption, dämpfend, widerstands- und anpassungsfähig 5 mm 22,5 x 40 cm, 4 Platten
Hapla Swanfoam	Federnder Latexschaumstoff mit glatter, reißfester Moleskin-Oberfläche aus reiner Baumwolle, Schutz vor Druck und Reibung, stoßdämpfend 5 mm 22,5 x 40 cm, 4 Platten
Hapla Tofoam	Schutzschlauch ab 15 mm
Silopad Polymer Gel	Vollständig mit Gel beschichtete, elastische Schlauchbandage, weich, stärker dehnbar als der Silopad-Schlauch, individuell zuschneidbar
Soft-Silicone-Gel	Mepiform; selbsthaftender Silikonverband mit Safetac®-Technologie, keine zusätzliche Fixierung notwendig, erneut applizierbar, dünn, flexibel, diskret
Hapla New Type Felt	Hapla New Type Felt Semi-Compressed Halpa New Type Felt; 5 – 10 mm

Produktname	Beschreibung
Reibungsschutz	
Hapla Fleecy Web	Selbstklebendes Polstermaterial aus 100 % Baumwolle; aufgeraute, vliesartige Oberfläche, elastisch, luft- und wasserdampfdurchlässig; Schutz vor Wundreibung, wirkt Schweißbildung (Mazeration) entgegen 22,5 x 40 cm, 4 Platten
Hapla Moleskin	Anschmiegsames, selbstklebendes, dünnes Polstermaterial aus reiner Baumwolle, weiche und glatte Oberfläche; 17,5 x 90 cm, 1 Rolle
Silopad Polymer Gel	Vollständig mit Gel beschichtete, elastische Schlauchbandage, weich, stärker dehnbar als der Silopad-Schlauch, individuell zuschneidbar
Nagelmasse	Stark haftende Nagelmasse, dauerelastisch, zur Glättung unebener und zur Festigung eingerissener Nägel; zur Fixierung künstlicher Nägel und zum Schutz vor Nagelpilz; leichter Reibungsschutz bei Clavi
Tubi-Schlauch	Schaumstoffschlauch ø 15 mm/einfach, 1 Stück

3 Wundheilung

3.1 Was ist eine Wunde?

Das altgermanische Wort *Wunde* (mittelhochdeutsch: *wunde*, althochdeutsch: *wunta*) bedeutete ursprünglich *Schlag*, *Verletzung* und ist eine Ableitung des Adjektivs *wund*. Aus dem 15. Jahrhundert stammen die heute veralteten Begriffe *Wundarznei* für *Chirurgie* und *Wundarzt* für *Chirurg* (mittelhochdeutsch: *wuntarzat*). Das Wort *verwunden* gehört zum im 17. Jahrhundert untergegangenen Verb *wunden* mit der Bedeutung *verletzen*.

Definition
Jede Unterbrechung der anatomischen oder physiologischen Funktionen eines Körpergewebes wird als Wunde bezeichnet.

Für die Entstehung einer Wunde sind oft verschiedene Ursachen verantwortlich, z. B. durch mechanische Einwirkungen (Schnitt-, Stichwunden), thermische (Verbrennungen, Erfrierungen), chemische oder aktinische (Strahlen).

Auch wenn ein Organ nicht mehr richtig funktioniert, handelt es sich um eine Wunde. Das Absterben von Gewebeteilen (Nekrose) als Folge einer Durchblutungsstörung kann die Bildung einer Wunde verursachen.

Der Podologe arbeitet nicht ohne vorherige Genehmigung an Wunden. Er wird vom behandelnden Arzt angewiesen und daraufhin tätig. Es ist wichtig, Wunden zu erkennen und zu unterscheiden, damit der Behandler das Risiko einschätzen kann, mit dem er umgeht.

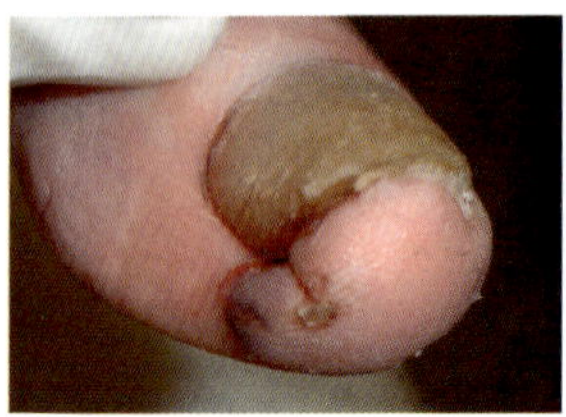

Wundart	Charakteristikum
	1. Mechanische Wunden
A Offene Wunden (Vulnus)	Durchtrennung der Haut
Schnittwunde	Verletzung der Haut durch Schnitt; je nach Verlauf des Schnitts mehr oder weniger stark klaffende Hautränder. Sonderform: Operationswunde.
Stichwunde	Kleine Eintrittsstelle durch spitzen Gegenstand; häufig verklebte Wundränder, wodurch sich in der Tiefe eingeschlossene Keime leicht vermehren und zu einer Infektion führen können.
Platzwunde	Einwirkung stumpfer Scherkräfte auf Hautteile über einem festen Untergrund, z. B. Knochen; häufig unregelmäßige und schlecht durchblutete Wundränder.
Risswunde	Überbeanspruchung der Gewebeelastizität durch Dehnung oder Zerrung; häufig unregelmäßig gezackte Wundränder.
Schürfwunde	Schädigung der obersten Hautschicht (Epidermis) durch Scherkräfte.
Hautablösung (Décollement)	Ablösung unverletzter Oberhaut von der Unterhaut; bei großflächiger Ablösung häufig Absterben des abgetrennten Oberhautbereichs, da die Blutversorgung unterbrochen ist. Sonderform: Skalpierung.
Bisswunde	Kombination von Quetsch- (siehe geschlossene Wunden) und Stichwunde durch einwirkenden Biss; hohes Risiko für Infektionen durch eingebrachte Keime.
Schusswunde	Kombination von Quetsch- (siehe geschlossene Wunden) und Risswunde durch Gewebszerreißung und Druckschädigung; hohes Risiko für Infektionen durch eingebrachte Fremdkörper.
Traumatische Amputation	Abtrennung von Körperteilen infolge massiver Gewalteinwirkung; schwerste Form der offenen mechanischen Wunden; bei Verletzung großer Blutgefäße und Nerven kann eine akute lebensbedrohliche Situation entstehen.
B Geschlossene Wunden (Laesio)	Haut und Schleimhaut sind intakt.
Prellung (Kontusion)	Einwirkung stumpfer Gewalt mit Blutergüssen (Hämatomen) und Schwellungen (Ödemen).

Wundart	Charakteristikum
Quetschung (Kompression)	Zangenartige Einwirkung stumpfer Gewalt ohne Verletzung der Haut; häufig sehr tiefreichende Wunde.
Distorsion (Verzerrung, Verrenkung)	Durch Drehung bedingte geschlossene Gelenkverletzung mit Überdehnung oder Zerreißung der Gelenkbänder.
	2. Thermische Wunden
Verbrennung	Örtlich begrenzte Schädigung des Gewebes durch starke Wärmeeinwirkung; je nach Ausprägung Symptome wie Hautrötung, Blasenbildung oder Gewebetod (Nekrosen); bei großflächigen Verbrennungen und Schädigung tiefer gelegener Gewebestrukturen können lebensbedrohliche Komplikationen auftreten.
Erfrierung	Örtlich begrenzte Schädigung des Gewebes durch starke Kälteeinwirkung; je nach Ausprägung Symptome wie Hautrötung, Blasenbildung oder Gewebetod (Nekrosen).
	3. Chemische Wunden
Säuren	Schädigung des Gewebes durch die Einwirkung von Säure; je nach Ausprägung Symptome wie Hautrötung, Blasenbildung oder Koagulationsnekrose (trockener, fester, mehr oberflächlicher Schorf).
Laugen	Schädigung des Gewebes durch die Einwirkung von Lauge; je nach Ausprägung Symptome wie Hautrötung, Blasenbildung oder Kolliquationsnekrose (weicher, weißlicher, tiefreichender Schorf).
	4. Aktinische Wunden
	Einwirkung ionisierender Strahlung (z. B. Röntgenstrahlung, Strahlentherapie, nukleare Strahlung); Ausmaß der Schädigung abhängig von Dosis und Art der Strahlung.
	5. Nekrosen
	Absterben von Gewebe infolge einer mangelhaften Durchblutung (z. B. nach Herzinfarkt).

Quelle: Tabelle von medicine worldwide OnVista Media GmbH

Die einzelnen Wunden mit ihren Heilungsprozessen

Der Wundheilungsprozess läuft physiologisch gleich ab – ganz gleich, welche Art der Verletzung vorliegt. Nur die Form der Wundheilung ist unterschiedlich.

Es gibt eine primäre und eine sekundäre Wundheilung.

Bei der primären Wundheilung muss nur wenig neues Bindegewebe gebildet werden. Die Wundränder liegen dann dicht beieinander. Die Epithelisierung mit neugebildetem Granulationsgewebe kann schnell einsetzen.

Bei der sekundären Wundheilung liegen die Wundränder weit auseinander. Hier kann das Granulationsgewebe durch die Epithelisierung nur langsam die Wunde schließen.

3.2 Übersicht der Vorgänge bei der Wundheilung

1. Exsudative Phase	Provisorischer Wundheilungsverschluss durch Blutbestandteile und Fibrinausfällung (Krustenbildung).
2. Resorptive Phase	Einwandern von Leukozyten, Histozyten; autolytische und fermentative Vorgänge zur Besteitigung des avitalen Gewebes.
3. Proliferative Phase	Einwanderung von Fibroblasten, Gefäßproliferation und Neubildung von Kapillaren und Gewebe.
4. Reparative Phase	Kollagenbildung (Zunahme der Reißfestigkeit), Epithelisierung, Narbenbildung.

Tabelle nach: Theorie der med. Fußbehandlung Bd. 1, Klaus Grünewald, Verlag Neuer Merkur 2002

4 Wundbehandlung

Beim Medikamenteneinsatz entscheidet immer die Art der Verletzung, welches Medikament benutzt wird. Bei Arzneimitteln zur Wundbehandlung gibt es die unterschiedlichsten Möglichkeiten, um eine Behandlung zu beginnen. Wichtig hierbei ist allerdings die Frage: Ist es eine infizierte Wunde? Wenn ja, dann gilt die Regel: Infizierte Wunden müssen von einem Arzt behandelt und beaufsichtigt werden.

Wenn man sich die Palette der Arzneimittel zur Wundversorgung einmal anschaut, kann man Unterteilungen feststellen. Es gibt z. B. die Gruppe der Bakterizide: mild wirkend – aggressiv wirkend.

- Mild wirkende Bakterizide sind u. A. quaternäre Ammoniumverbindungen und Biguanidinderivate, wie z. B. das Chlorhexidindigluconat. Körpereigene Zellen werden kaum in ihrer Vermehrung (Proliferation) eingeschränkt.
- Aggressiv wirkende Bakterizide basieren meist auf chemischer Grundlage und zerstören neben Bakterienzellwänden auch körpereigene, die an der Wundheilung beteiligt sind.

Außerdem gibt es Salben auf pflanzlicher Basis (mit Pflanzenauszügen), enzymhaltige Salben, Antibiotika, austrocknend wirkende Salben und solche, die die Heilung unterstützen, wie z. B. Panthenol.

Die Therapie einer Wundinfektion steht immer im Vordergrund. Die Indikation einer zusätzlichen systemischen Antibiotikatherapie ist zu klären.

4.1 Merkmale optimaler Wundantiseptika

- Farblos,
- schmerzfrei,
- nicht resorbierbar,
- nicht toxisch,
- keine Lücken im Spektrum,
- keine Resistenzen,
- keine Hautreaktionen und Kontaktallergien,
- geringe oder fehlende Wundheilungshemmung.

Derzeit geeignete Produktgruppen

1. Moderne Wundantiseptika

Mittel der ersten Wahl zur antiseptischen Therapie: Produkte auf Basis der Wirkstoffe

- Octenidin (0,1 %ig als Octenisept-Lösung),
- Polyhexanid (Produkte der Apothekenrezeptur mit dem Namen Polyhexanid Wundantiseptikum 0,04 %ig oder
- identisch als Lavasept 0,2 % bezeichnet).

2. Silberhaltige Präparate

Man unterscheidet grob zwischen Produkten, die Silber freisetzen (Wundtherapie) und solchen, die das Silber nutzen, um Keime im Verband abzutöten oder das Wundexsudat beim Durchdringen der Auflage von Keimen zu befreien.

3. PVP-Jod-Präparate

Nebenwirkungen: Schmerz, Hyperthyreose, manifeste Allergien, schlecht auswaschbare Verfärbungen, der oft bedeutsame Eiweißfehler und Kontraindikationen im Bereich Schwangerschaft, Stillzeit und Schilddrüsenfunktionsstörung.

Bewertung: gut wirksam, **nicht für chronische Wunden zu verwenden.**

Auf jeden Fall führt eine Verdünnung der Lösung außerhalb der Herstellerempfehlung zu einer Inaktivierung und damit zur Unwirksamkeit.

4.2 Anwenderhinweis für alle genannten Produkte

- Herstellerangaben zu Indikationen und Kontraindikationen sind zu berücksichtigen.
- *Alte* Wunddesinfektionsmittel haben ihre Bedeutung (siehe Checkliste *Negativliste*).
- Nicht mehr verwendet werden sollten Lokalantibiotika (siehe Checkliste *Negativliste*).
- Silberpräparate sind sehr unterschiedlich im Silbergehalt, in der Freisetzung.

4.3 Unterschiede der Externa in Gruppen

- Herstellerangaben zu Indikationen und Kontraindikationen sind zu berücksichtigen.
- *Alte* Wunddesinfektionsmittel haben ihre Bedeutung verloren (siehe Produkte auf der *Negativliste*).

4.4 Negativliste

Hier werden Produktgruppen oder Lokaltherapeutika aufgeführt, die aufgrund aktueller Bewertung bzw. unakzeptabler Nebenwirkungen für die Wunde als verzichtbar oder obsolet gelten.

Tabelle 1 – Produkte angrenzender Rechtsgebiete, die nicht zur Wundtherapie als Arzneimittel oder Medizinprodukt zugelassen sind

Stoffgruppe	Präparatebeispiel	Indikationsgruppe
Triphenylmethan-Farbstoffe	• Kristallviolett-Lösung • Pyoktanin-Lösung • Brillantgrün-Lösung	Restindikationen in der Dermatologie
Veterinär-präparate	• Melkfett (weiß oder gelb)	Euterpflege bei Milchkühen
Lebensmittel	• Honig • Rohrzucker • Salz • Zahnpasta • Quark • Rohe Eier • Kohlblätter • Ochsenblut • Walnussblätter-Brei	**keine** zugelassene therapeutische Indikation
Bedarfs-gegenstände	• Zeitungspapier • Seesand • Heilerde • Knoblauch • Pfeffer • Pulverkaffee • Benzin • Glycerin • Teebeutel, • Teebaumöl • Lavendelöl • Waffenöl (Ballistol®)	**keine** zugelassene therapeutische Indikation

Tabelle 2 – Relative Negativliste

Produktgruppen, die für die Wunde als verzichtbar gelten, z. B. aufgrund aktueller Bewertung bzw. unakzeptabler Nebenwirkungen (Allergie etc.)	• Lokalantibiotika • Kortikosteroide • Pflanzliche Präparate
Obsolete Methoden und Vorgehensweisen	• Trockene Methoden • Kalte Methoden • Fetttherapien

Tabelle 3 – Verzichtbare Lokalantibiotika

Wirkstoff	Handelsprodukte
Chlortetracyclin	Aureomycin®
Framycetin	Leukase
Gentamycin	Refobacin®, Sulmycin®
Neomycin Bacitracin	Nebacetin®, Neobac®
Nitrofurazon	Nifucin®, Furacin®
Sulfadiazin-Silber	Brandiazin®, Flammazine®
Tetracyclin	Achromycin®, Aureomycin®
Tyrothricin	Tyrosur®

Tabelle 4 – Alte Desinfektionsmittel, die ersetzbar sind

Wirkstoff	Handelsprodukte
Alte Silbersalze	• Dermazellon® • Flammazine® • Laluset® (MP)
Quecksilber und Derivate	Mercuchrom® (seit 30.06.03 aus dem Handel)
8-Chinolinolsulfat	Chinosol®
Chloramin T Clorina®-Pulver	Trichlorol®-Pulver
Ethacridinlactat	Rivanol®
Kaliumpermanganat	In Apotheken abgefüllte Kristalle

*Tabelle Grundlage Standards in der Wundversorgung W. Sellmer Wundmanagement

Unterschiede der Externa in Gruppen eingeteilt

	Handelsübliche Produkte	Produkte auf der Negativlist
Mild wirkende Bakterizide	• Evazol® • Octenisept® Lösung* • Prontosan®* • Repithel® Hydrogel • Lavasept®	
Aggressiv wirkende Bakterizide **gut wirksam, nicht für chronische Wunden zu verwenden**	• Betaisadona® • Braunovidon® • Crystacide® 1 % Creme • Traumasept® Wund- und Heilsalbe*	• Mercuchrom® (seit 30.06.2003 aus dem Handel) • Chinosol® • Trichlorol®-Pulver • Dermazellon®, Flammazine® • Laluset®® (MP)
Salben auf pflanzlicher Basis **nicht für chronische Wunden zu verwenden**	• Calendula-Echinacea Salbe • Hamamelis-Salbe N LAW • Hametum® Wund- und Heilsalbe • Ortitruw® Salbe • Sanaderm® • Vulnostimulin® Salbe • Weleda Heilsalbe	Zur relativen Negativliste gehören weiterhin Homöopathika, die aufgrund eines fehlenden Wirkungsnachweises und fehlender Sterilität nicht angezeigt sind, ebenso pflanzliche Präparate, die aufgrund eines fehlenden Wirkungsnachweises und häufiger allergischer Reaktionen austauschbar sind
Austrocknende Externa **nicht für chronische Wunden zu verwenden**	• Desitin® • Mirfulan® Spray N Salbenspray • Retterspitz Heilsalbe ST • Zinkoxidemulsion LAW • Zinkoxidsalbe LAW • Zinksalbe Dialon® Salbe • Zinksalbe Lichtenstein	Trockene Wundverbände, sowie antrocknende, schmerzhafte, auskühlende oder Rückstände in der Wunde lassende Wundverbände sind obsolet
Heilungsunterstützende Salben	• Bepanthen® Wund- und Heilsalbe • Panthenol-Sandoz 5 g/ 100 g Creme	

	Handelsübliche Produkte	Produkte auf der Negativlist
Antibiotika	• Jellin® • Pyolysin®-Salbe	• Leukase® N Kegel • Nebacetin® Salbe • Fucidine Tyrosur® Gel, Puder® • Refobacin® • Sulmycin® • Nebacetin® • Neobac® • Nifucin® • Furacin® • Brandiazin® • Flammazine® • Achromycin® • Aureomycin® • Tyrosur®
Enzymhaltige Salben	• Actihaemyl® Salbe • Actovegin® 200 • Druvol*	

* nicht näher besprochen

4.5 Wundbehandlung von allgemeinen Wunden

Actihaemyl® Salbe/Creme *apothekenpflichtig*

Arzneizusammensetzung: 1 g enthält: Proteinfreies Hämodialysat aus Kälberblut 2,07 mg.

Weitere Bestandteile: Weißes Vaselin, Cetylalkohol, Cholesterol, Methyl-4-hydroxybenzoat, Propyl-4-hydroxybenzoat, gereinigtes Wasser.

Anwendungsgebiete: Bei Wundheilungsstörungen. Traditionell angewendet zur Unterstützung der Wundheilung bei schlecht heilenden Wunden. Der Anwender wird in der Gebrauchsinformation darauf hingewiesen, dass beim Ausbleiben einer sichtbaren Heilungstendenz innerhalb von fünf Tagen sowie beim Auftreten von Entzündungszeichen, wie gelblicher Wundbeläge oder

Rötung der Wundränder, verbunden mit Schmerzhaftigkeit oder Juckreiz, ein Arzt aufzusuchen ist.
Gegenanzeigen: Bei bekannter Überempfindlichkeit gegen den Wirkstoff darf das Arzneimittel nicht angewendet werden. Präparatspezifisch darf das Arzneimittel bei bekannter Überempfindlichkeit gegen Cetylalkohol sowie gegen die Parabene Methyl(4-hydroxybenzoat) (E 218) und Propyl(4-hydroxybenzoat) (E 216) nicht angewendet werden.
Nebenwirkungen: Häufig sind allergische Hautreaktionen, wie z. B. Quaddeln und/oder Rötungen beobachtet worden. Aufgrund des Gehalts an Methyl-4-hydroxybenzoat und Propyl-4-hydroxybenzoat kann bei Anwendung dieses Arzneimittels Urtikaria (Nesselsucht) auftreten. Möglich sind auch Spätreaktionen, wie Kontaktdermatitis. Aufgrund des Gehalts an Cetylalkohol können bei der Anwendung dieses Arzneimittels Hautirritationen auftreten. In diesen Fällen sollte das Arzneimittel abgesetzt und ein Arzt aufgesucht werden.
Dosierungsform/Dosierungsanleitung: Ein- bis zweimal täglich dünn auf die Haut auftragen und einreiben.

Actovegin® 200 Salbe *apothekenpflichtig*

Arzneizusammensetzung: 10 g enthalten: Hämodialysat aus Kälberblut, eiweißfrei (Trockensubstanz) 0,02 g.
Weitere Bestandteile: Methyl-4-hydroxybenzoat (E 218), Propyl-4-hydroxybenzoat (E 216), weißes Vaselin, Cetylalkohol, Cholesterol, Wasser für Injektionszwecke.
Anwendungsgebiete: Traditionell angewendet zur Unterstützung der Wundheilung bei schlecht heilenden Wunden.
Bekannte Nebenwirkungen: Bei allergischer Disposition kann es in seltenen Fällen zu allergischen Reaktionen kommen.
Dosierungsform/Dosierungsanleitung: Bei Erwachsenen und

Kindern über zwölf Jahren ein- bis zweimal täglich im Wundbereich auftragen.

Actovegin® 200 Creme *apothekenpflichtig*

Arzneizusammensetzung: 10 g enthalten: Hämodialysat aus Kälberblut, eiweißfrei (Trockensubstanz) 0,02 g.
Weitere Bestandteile: Benzalkoniumchlorid, Macrogol 400/4000, Cetylalkohol, Glycerolmonostearat, Wasser für Injektionszwecke.

Bepanthen® Wund- und Heilsalbe *apothekenpflichtig*

Arzneizusammensetzung: 20 g enthalten: Dexpanthenol 1 g.
Weitere Bestandteile: Paraffin, weißes Vaselin, Mandelöl, gebleichtes Wachs, nichtionogene Emulgatoren, aliphatische Alkohole und Kohlenwasserstoffe, Wollwachs, Cetylstearylalkohol, gereinigtes Wasser, Cetylalkohol, Stearylalkohol.
Anwendungsgebiete: Anzuwenden bei Haut- und Schleimhautläsionen.
Dosierungsform/Dosierungsanleitung: Salbe mit 5 %igem Wirkstoffanteil ein- bis mehrmals täglich auf die Läsionen auftragen.

Calendula-Echinacea Salbe *apothekenpflichtig*

Arzneizusammensetzung: 10 g enthalten: Mischung aus Presssaft aus Herba et Flor. Calendulae off. und Ethanol 96 Vol.-% (1:0,33) 1 g, Echinacea angustifolia Ø 1,1 g.
Weitere Bestandteile: Maiskeimöl, Wasser, emulg. Cetylstearylalkohol, Ethanol, gelbes Wachs.
Anwendungsgebiete: Gemäß der anthroposofischen Therapierichtung: Lokale Behandlung von Wunden und oberflächennahen Entzündungen der Haut, Decubitus, Decubitusprophylaxe.

Bekannte Nebenwirkungen: Beim Auftragen auf offene Wunden oder Schleimhäute kann aufgrund des Alkoholgehalts ein kurzzeitiges Brennen auftreten. Allergische Hautreaktionen.
Dosierungsform/Dosierungsanleitung: Zwei- bis dreimal täglich auf die betroffenen Haut- oder Wundflächen auftragen bzw. in die unversehrte Haut leicht einmassieren.

Cavilon Reizfreier Hautschutz 3M™ *nicht apothekenpflichtig*
Arzneizusammensetzung: Hexamethyldisiloxane, Isooctan, Acrylat-Terpolymer, Polyphenylmethylsiloxane.
Anwendungsgebiete: Primärschutz gegen Flüssigkeiten und Reizstoffe, z. B. bei Inkontinenz; Schutzbarriere gegen Klebstoffe Hautschutz um Stomaanlagen, Wundrandschutz vor Exsudat und Mazeration. Das Produkt ist eine schnell trocknende, reizfreie Flüssigkeit, die auf der Haut einen lang anhaltenden (bis zu 72 Stunden), transparenten und atmungsaktiven Hautschutzfilm bildet. Es ist als einziger Hautschutz für die schmerzfreie Anwendung auch auf geschädigter Haut geeignet.

Er wurde entwickelt, um die Haut vor aggressiven Körperflüssigkeiten (Urin, Stuhl), Klebstoffen und Reibung zu schützen.
Dosierungsform/Dosierungsanleitung: Immer vor Abdeckung der Haut trocknen lassen. Nicht mehrere Schichten übereinander auftragen. Anwendung unter Elektroden kann die Ableitung beeinflussen. Nie gleichzeitig andere Hautschutzprodukte benutzen: Fetthaltige Lotionen, Cremes und Öle reduzieren die Wirksamkeit erheblich. Erhältlich in drei Darreichungsformen: 1 ml Applikator, 3 ml Applikator und als 28 ml Spray.

Hamamelis-Salbe N LAW Salbe *apothekenpflichtig*
Arzneizusammensetzung: 100 g enthalten: Hamamelisblätter-Fluidextrakt (1:1) 5 g. Auszugsmittel: Ethanol 45 Volumen-%.

Weitere Bestandteile: Erdnussöl, Paraffine, weißes Vaselin, Wollwachs, Magnesiumstearat, gereinigtes Wasser.
Anwendungsgebiete: Zur Pflege trockener und rissiger Haut. Lokale Entzündungen der Haut, leichte Hautverletzungen, Hämorrhoiden, Krampfaderbeschwerden.
Dosierungsform/Dosierungsanleitung: Zwei- bis dreimal täglich auf die Haut dünn auftragen und verreiben.

Hametum® Wund- und Heilsalbe *apothekenpflichtig*

Arzneizusammensetzung: Salbe: 100 g Salbe enthalten: 6,25 g Destillat aus frischen Hamamelisblättern und -zweigen (1:1,12-2,08). Destillationsmittel: Ethanol 6 % Masseanteil. Hilfsstoffe: Cetylstearylalkohol, Citronensäure-Glycerolmonooleat-Glycerolmonostearat-L(+)-6-O-Palmitoylascorbinsäure-DL-a-Tocopherol-Lecithin (2,5:7,5:20:20:25:25), Natriumedetat, Parfümöl Hamamelis, Glycerol(mono/di/tri)[adipat/alkanoat (C6 – C20)/isostearat], dickflüssiges Paraffin, mikrokristalline Kohlenstoffe (C40 – C60), Propylenglykol, weißes Vaselin, gereinigtes Wasser, Wollwachs (enthält Butylhydroxytoluol).
Anwendungsgebiete: Kleinflächige Entzündungen der Haut und Schleimhäute, leichte Hautverletzungen, zur Besserung der Beschwerden in den Anfangsstadien von Hämorrhoidalleiden.
Schwangerschaft: Nur kleinflächig auftragen (maximal zwei Handflächen große Flächen). Bei Hämorrhoiden nur zwei Wochen nach Rücksprache mit dem Arzt.
Stillzeit: Vor dem Stillen ist die Haut im Brustwarzenbereich gründlich zu reinigen.
Bekannte Nebenwirkungen: Bei Überempfindlichkeit gegenüber Wollwachsalkohol können allergische Reaktion auftreten. Sehr selten können bei örtlicher Anwendung allergische Reaktionen auf hamamelishaltige Arzneimittel auftreten.

Hinweise: Kann aufgrund seines Gehalts an Wollwachs, Butylhydroxytoluol und Cetylstearylalkohol örtlich begrenzte Hautreizungen (z. B. Kontaktdermatitis) hervorrufen.
Dosierungsform/Dosierungsanleitung: Mehrmals täglich dünn auf die Haut auftragen.

Leukichtan® Gel *apothekenpflichtig*

Arzneizusammensetzung: 1 g enthält: Natriumbituminosulfonat (ICHTHYOL®-Natrium), hell 0,1 g.
Weitere Bestandteile: Poloxamer, Propylenglycol, gereinigtes Wasser.
Anwendungsgebiete: Zur Symptombehandlung von nicht infizierten, nicht nekrotisierten Wunden (Ulcus cruris venosum mit sauberen Wundverhältnissen bei chronisch venöser Insuffizienz).
Anwendungsbeschränkungen: Wirkungsbeeinflussung bei zusätzlichem Gebrauch von anderen lokal anzuwendenden Arzneimitteln. Butylhydroxytoluol kann örtlich bedingt Hautreizungen (z. B. Kontaktdermatitis) hervorrufen.
Nebenwirkungen: Selten kurzzeitiges Brennen nach dem Auftragen, selten kontaktallergische Reaktionen, wie Juckreiz, Rötung, Bläschen, auch als Streureaktion möglich.
Dosierungsform/Dosierungsanleitung: Ulcus cruris venosum: Gel auf saubere Wundverhältnisse dick auftragen, dann Verband mit Fettgaze, steriler Kompresse, elastischer Binde sowie Kompressionstherapie. Bei jedem (täglichen) Verbandswechsel Wunde mit klarem Wasser abduschen. Eventuell während der Behandlung auftretende Beläge oder Nekrosen durch Débridement entfernen.

Medihoney™ *nicht apothekenpflichtig*

Arzneizusammensetzung: Es wird nach einer speziellen Rezeptur hergestellt, wobei 80% Medihoney Antibakterieller Honig mit natürlichen Wachsen und Ölen zu einem Gel von hoher Viskosität kombiniert wird.

Anwendungsgebiete: Hemmung des Bakterienwachstums auf dem Wundgrund (effektiv gegen mehr als 200 klinische Isolate), schnelles und effektives autolytisches Débridement von belegten und nekrotischen Wunden in einem antibakteriellen Milieu, rasche Geruchsbeseitigung, Bereitstellung eines feuchten Wundheilungsmilieus, das eine Verminderung von Traumata und Schmerzen beim Verbandswechsel bedingt; chirurgische Wunden, akute und chronische Wunden, Verbrennungen, Bein- und Fußulzera, Dekubiti, Spender- und Empfänger-Transplantationsstellen.

Dosierungsform/Dosierungsanleitung: Wundrand mit Schutzcreme abdecken. Das Gel kann direkt auf die Wunde aufgetragen werden, es sollte vollständig in Kontakt mit dem Wundgrund sein (ca. drei Millimeter Schichtdicke). Zur Abdeckung wird eine nichthaftende Wundauflage verwendet, eine zweite Wundauflage sollte ein effizientes Exsudatmanagement gewährleisten. Das Produkt kann – abhängig vom vorhandenen Wundsekret – bis zu sieben Tagen auf der Haut belassen werden.

Mirfulan® Spray N Salbenspray *apothekenpflichtig*

Arzneizusammensetzung: 100 g Salbe enthalten: Zinkoxid 25 g, Lebertran (mit Vitamin A und D_3 angereichert) 10 g, Levomenol 0,05 g, 1 Dose mit 125 ml = 99 g enthält 52 g Salbe und 47 g Treibgas (Propan/Butan).

Weitere Bestandteile: Parfümöl, weißes Vaselin, Wollwachsalkoholsalbe, dünnflüssiges Paraffin, BHT (E 321), Palmitoylascorbinsäure (E 304), Citronensäure (E330), Propan, Butan.

Anwendungsgebiete: Hautwunden nach Verletzungen, Fissu-

ren, Rhagaden, nichtinfizierte großflächige Wunden, Schürfwunden, Verbrennungen ersten und zweiten Grades, Sonnenbrand, Dermatitiden, Ekzeme, Windeldermatitis, Dekubitus, Pflege von Amputationsstümpfen.
Gegenanzeigen: Infizierte Wunden, gleichzeitige Anwendung mit anderen Externa, Augenkontakt.
Bekannte Nebenwirkungen: In Einzelfällen lokale Unverträglichkeits-/Überempfindlichkeitsreaktionen, wie z. B. Nässen, Rötung, Austrocknung, Jucken. Aufsprühen auf stark entzündliche Hautpartien oder frische Wunden kann vorübergehendes Brennen auslösen (Treibmittel).
Dosierungsform/Dosierungsanleitung: Sprühdose kurz vor Gebrauch kräftig schütteln und durch Drücken auf das Sprühventil in senkrechter Dosenlage ausreichend Salbenmenge (die Wundfläche sollte mit einem feinen weißen Salbenbelag bedeckt sein) aus einer Entfernung von mindestens 20 Zentimeter gleichmäßig auf die Wundfläche aufsprühen.

Ortitruw® Salbe *apothekenpflichtig*

Arzneizusammensetzung: 10 g enthalten: Echinacea D1 1 g.
Weitere Bestandteile: Wollwachsalkoholsalbe (enthält Cetyl - stearylalkohol), gereinigtes Wasser.
Anwendungsgebiete: Eine unterstützende Behandlung von Wundinfektionen.
Gegenanzeigen: Kinder unter zwölf Jahren.
Bekannte Nebenwirkungen: Bei längerer Anwendung können allergische Hautreaktionen auftreten.
Dosierungsform/Dosierungsanleitung: Ein- bis zweimal täglich auftragen oder als Salbenverband anwenden.

Panthenol-Sandoz 5 g/100 g Creme *apothekenpflichtig*

Arzneizusammensetzung: 100 g enthalten: Dexpanthenol 5 g.
Weitere Bestandteile: Cetylalkohol, Chlorhexidindiacetat, Glycerol, Glycerolmonostearat, mittelkettige Triglyceride, Natriumedetat, Polyoxyethylenglycerolmonostearat, weißes Vaselin, gereinigtes Wasser.
Anwendungsgebiete: Alle Formen frischer und chronischer Hautschäden, Schrunden, Schürfwunden, einfache Brandwunden, Wundliegen, chronische Geschwüre, z. B. an den Brustwarzen oder im Afterbereich, Hautentzündungen nach Strahleneinwirkung (Sonnenbrand, Röntgenstrahlen).
Schwangerschaft/Stillzeit: Strenge Indikationsstellung bei großflächiger Anwendung.
Dosierungsform/Dosierungsanleitung: Die Salbe mehrmals täglich dünn auf die zu behandelnden Hautpartien auftragen.

Panthenol Spray Schaum zur Anwendung auf der Haut *apothekenpflichtig*

Arzneizusammensetzung: 100 g enthalten: Dexpanthenol 4,63 g.
Weitere Bestandteile: Dünnflüssiges Wachs, [(2-Ethylhexyl)alkanoat (C10 – C16)], Emulg. Cetylstearylalkohol, dünnflüssiges Paraffin, Peroxyessigsäure, gereinigtes Wasser. Treibmittel: Propan, Butan, Isobutan.
Anwendungsgebiete: Unterstützende Behandlung der Heilung von Haut- und Schleimhautläsionen.
Gegenanzeigen: Anwendung im Auge.
Dosierungsform/Dosierungsanleitung: Ein- bis mehrmals täglich gleichmäßig auf die betroffenen Läsionen auftragen bzw. aufsprühen. Vor der Anwendung kräftig schütteln.

Retterspitz Heilsalbe ST Salbe *nicht apothekenpflichtig*

Arzneizusammensetzung: 100 g enthalten: Zinkoxid 10 g.

Weitere Bestandteile: Cetylstearylalkohol, Paraffinöl, weiße Vaseline, Wollwachsalkohole.

Anwendungsgebiete: Wundsein der Haut durch Scheuern oder Feuchtigkeit, Fissuren. Unterstützung einer Therapie bei subakuten und chronischen Ekzemen, Windeldermatitis.

Bekannte Nebenwirkungen: Nach Auftragen auf stark entzündliche Hautpartien leichtes Brennen möglich. Gelegentlich Unverträglichkeitsreaktion der Haut möglich.

Hinweise: Vor der Anwendung anderer Externa vollständig entfernen (eingeschränkte Wirkung anderer Externa).

Dosierungsform/Dosierungsanleitung: Ein- bis mehrmals täglich auf die betroffenen Hautpartien auftragen und mit Verbandmull abdecken.

Sanaderm® Heilsalbe *apothekenpflichtig*

Arzneizusammensetzung: 100 g enthalten: Hamamelisblätterfluidextrakt (1:1) 5,5 g. Auszugsmittel: Ethanol 40 % Masseanteil, Zinkoxid 12 g.

Weitere Bestandteile: Weißes Vaselin, dickflüssiges Paraffin, gereinigtes Wasser, Wollwachs, Propylenglycol, Sorbitanstearat, Wollwachsalkohole, Hartparaffin, Citronensäure $1H_2O$, Natriummonohydrogenphosphat, Cetylstearylalkohol.

Anwendungsgebiete: Verbrennungen, Verletzungen, akute und subchronische Ekzeme, nässende Ekzeme, eiternde und schlecht heilende Wunden. Vorsichtsmaßnahmen bei der Anwendung: Auch bei Säuglingen und kleinen Kindern anzuwenden.

Dosierungsform/Dosierungsanleitung: Wenn nicht anders empfohlen in dicker Schicht auftragen. Salbenverband sollte täglich ein- bis zweimal erneuert werden. Bei der Behandlung von

Säuglingen und kleinen Kindern die geröteten und wunden Stellen täglich mehrmals bestreichen und mit Heilpuder abdecken.

Vulnostimulin® Salbe *apothekenpflichtig*

Arzneizusammensetzung: 1 g enthält: Wässriges Extrakt aus Weizenkeimen (1:5) 0,025 g, Phenoxyethanol 10 mg, Macrogol 400 350 mg, Macrogol 1500 165 mg, Macrogol 4000 165 mg, dickflüssiges Paraffin 22 mg, Cetylstearylalkohol 10 mg, Glycerol 45 mg, Sorbitol 82,5 mg, Korianderöl 0,07 mg, Lavendelöl 0,5 mg, gereinigtes Wasser 125 mg.

Anwendungsgebiete: Zur abdeckenden Behandlung offener, nässender oder infizierter Wunden, z. B. Verbrennungen oder Verbrühungen ersten und zweiten Grades, Unterschenkelgeschwüre.

Bekannte Nebenwirkungen: Gelegentlich können allergische Reaktionen auftreten.

Wechselwirkungen mit anderen Mitteln: Inaktivierung des Antibiotikums bei gleichzeitiger Anwendung von bacitracin- oder penicillinhaltigen Zubereitungen (aufgrund des Macrogolgehalts), Reduktion der antimikrobiellen Aktivität von quarternierenden Ammoniumverbindungen.

Dosierungsform/Dosierungsanleitung: Ein- bis zweimal täglich messerrückendick auftragen. Wundbereich vor dem Auftragen reinigen und desinfizieren (siehe Gebrauchsinfo).

Weleda Heilsalbe *apothekenpflichtig*

Arzneizusammensetzung: 10 g enthalten: Calendula officinalis, Herba Ø (HAB, V. 2a) 0,54 g, Mercurialis perennis, Balsamum peruvianum 0,036 g, Resina Laricis 0,018 g, Stibium metallicum praeparatum 0,005 g.

Weitere Bestandteile: Raffiniertes Sesamöl, Wollwachs, gelbes Wachs, Wollwachsalkohole, gereinigtes Wasser.
Anwendungsgebiete: Gemäß der anthroposofischen Therapierichtung: Oberflächliche Wunden, eitrig-entzündliche Hauterkrankungen wie Furunkel und Abszesse.
Stillzeit: Zur Behandlung und Vorbeugung von Schrunden der Brustwarzen.
Bekannte Nebenwirkungen: Selten Überempfindlichkeitsreaktion.
Dosierungsform/Dosierungsanleitung: Ein bis dreimal täglich auf die Haut auftragen.

Zinkoxidsalbe LAW Salbe *apothekenpflichtig*

Arzneizusammensetzung: 100 g enthalten: Zinkoxid 10 g.
Weitere Bestandteile: Glycerolmonostearat, Magnesiumstearat, Paraffin, weißes Vaselin.
Anwendungsgebiete: Oberflächige Wunden, unterstützend bei chronischen entzündlichen Dermatosen.
Bekannte Nebenwirkungen: Bei stark entzündlichen Hautpartien kann leichtes Brennen auftreten.
Wechselwirkungen mit anderen Mitteln: Vor der Anwendung anderer lokal anzuwendender Mittel ist die Salbe vollständig zu entfernen, da andere Arzneistoffe mit Zinkoxid unwirksame Verbindungen bilden können.
Dosierungsform/Dosierungsanleitung: Einmal bis mehrmals täglich auf die Haut auftragen.

Zinksalbe Dialon® Salbe *nicht apothekenpflichtig*

Arzneizusammensetzung: 1 g enthält: Zinkoxid 0,1 g.
Weitere Bestandteile: Wollwachsalkohole, Cetylstearylalkohol, weißes Vaselin.

Anwendungsgebiete: Wundsein der Haut durch Scheuern oder Feuchtigkeit, Fissuren, Anwendung bei subakuten und chronischen Ekzemen, Windeldermatitis.
Bekannte Nebenwirkungen: Gelegentlich Unverträglichkeitsreaktionen der Haut. Nach Auftragen auf stark entzündete Hautpartien kann ein leichtes Brennen auftreten.
Wechselwirkungen mit anderen Mitteln: Kann die Wirkung anderer Externa einschränken.
Dosierungsform/Dosierungsanleitung: Ein- bis mehrmals täglich auf die betroffenen Hautpartien auftragen und mit Mull abdecken.

Zinksalbe Lichtenstein Salbe *apothekenpflichtig*

Arzneizusammensetzung: 100 g enthalten: Zinkoxid 10 g.
Weitere Bestandteile: Wollwachsalkoholsalbe.
Anwendungsgebiete: Wundsein der Haut, Fissuren (Hautrisse), Adjuvans bei subakuten und chronischen Ekzemen, Windeldermatitis.
Bekannte Nebenwirkungen: Nach Auftragen auf stark entzündliche Hautpartien kann leichtes Brennen auftreten. Gelegentlich kann es zu Unverträglichkeitsreaktionen der Haut kommen.
Hinweise: Vor Auftragen anderer Externa ist die Salbe vollständig zu entfernen.
Dosierungsform/Dosierungsanleitung: Mehrmals täglich auf die betroffenen Stellen auftragen. Mit Mull abdecken.

Zinkoxidemulsion LAW Emulsion *apothekenpflichtig*

Arzneizusammensetzung: 100 g enthalten: Zinkoxid 25 g.
Weitere Bestandteile: Glycerol, Isopropylmyristat, nichtionogene emulgierende Alkohole, gereinigtes Wasser.

Anwendungsgebiete: Erythematöse, nicht nässende Dermatosen, wie subakute vulgäre und seborrhoische Ekzeme, Exantheme, Follikulitis, Urticaria, Varizellen, Strophulus infantum.
Bekannte Nebenwirkungen: Nach Auftragen auf stark entzündete Hautpartien kann ein leichtes Brennen auftreten.
Wechselwirkungen mit anderen Mitteln: Vor der Anwendung anderer lokal anzuwendender Mittel ist die Emulsion vollständig zu entfernen, da andere Arzneistoffe mit Zinkoxid unwirksame Verbindungen bilden können.
Dosierungsform/Dosierungsanleitung: Mehrmals täglich auftragen und antrocknen lassen.

4.6 Antibiotika

Antibiotika werden vom behandelnden Mediziner eingesetzt. Es muss immer geklärt werden, ob die Wunde mit Bakterien infiziert ist.

Fucidine® Gaze *rezeptpflichtig*

Arzneizusammensetzung: 100 cm^2 enthalten: Natriumfusidat 20 mg (entspricht ca. 1,5 g 2 %ige Fucidine-Salbe).
Weitere Bestandteile: Cetylalkohol, α-Tocopherol, dünnflüssiges Paraffin, weißes Vaselin, Wollwachs.
Anwendungsgebiete: Bei infizierten Hauterkrankungen, die durch Fusidinsäure-empfindliche Bakterien hervorgerufen werden.
Bekannte Nebenwirkungen: Bei größerflächigen, offenen Hautverletzungen kann zu Beginn der Behandlung vorübergehend ein leichtes Brennen auftreten. Sehr selten Überempfindlichkeitsreaktion der Haut möglich.

Creme: Überempfindlichkeit gegen Butylhydroxyanisol und Cetylalkohol möglich.
Salbe und Gaze: Überempfindlichkeit gegen Cetylalkohol möglich. Nach systematischer Anwendung von Fusidinsäure, nicht jedoch nach topischer Applikation, in Einzelfällen Granulozytopenie und Thrombozytopenie.
Dosierungsform/Dosierungsanleitung: Creme: Ein- bis mehrmals täglich auftragen, ohne Verband dreimal täglich, mit Verband einmal täglich. Salbe: Hauterkrankungen: Dreimal täglich auftragen und mit einem Verband abdecken.
Nase und äußerer Gehörgang: Zweimal täglich. Gaze: Je nach Lage des Falls zwei bis drei Tage belassen, den darüber liegenden Verband jedoch täglich wechseln.

Fucidine® Salbe *rezeptpflichtig*

Arzneizusammensetzung: 1 g enthält: Natriumfusidat 20mg.
Weitere Bestandteile: Cetylalkohol, α-Tocopherol, dünnflüssiges Paraffin, weißes Vaselin, Wollwachs.

Fucidine® Creme *rezeptpflichtig*

Arzneizusammensetzung: 1 g enthält: Fusidinsäure ½H_2O 20,3 mg (entspricht 20 mg Fusidinsäure).
Weitere Bestandteile: Cetylalkohol, Butylhydroxyanisol, Glycerol 85 %, dünnflüssiges Paraffin, Polysorbat 60, weißes Vaselin, Kaliumsorbat, Salzsäure 10 %, gereinigtes Wasser.

Pyolysin® Salbe *apothekenpflichtig*

Arzneizusammensetzung: 100 g enthalten: Pyolysin 25 g (keimfreies Filtrat aus Staphylokokken-, Streptokokken-, Escherichia-coli-, Pseudomonas-aeruginosa- und Enterokokken-Bouillon-Kulturen, konserviert mit 0,45 % Phenol), Zinkoxid 6,9 g, Salicylsäure 0,5 g.

Weitere Bestandteile: Weißes Vaselin, Paraffine, Stearylstearat, Glycerolmonooleat, Geruchsstoff, gereinigtes Wasser.
Anwendungsgebiete: Zur Behandlung oberflächlich infizierter Hauterkrankungen, z. B. Ulcus cruris, infizierte Wunden, Impetigo contagiosa, Follikulitis, Acne/Rosacea papulopustulosa.
Dosierungsform/Dosierungsanleitung: Je nach Krankheitszustand und den Sekretionsverhältnissen täglich ein- oder mehrmals in Form von Salbenverbänden oder Salbenplomben auftragen.

Arzneimittel auf einen Blick

	Lokalantibiotika	Verzichtbare Lokalantibiotika
Antibiotikum	Fucidine® Creme Pyolysin®-Salbe	Aureomycin® Leukase Refobacin®, Sulmycin® Nebacetin®, Neobac® Nifucin®, Furacin® Brandiazin®, Flammazine® Achromycin®, Aureomycin® Tyrosur®

4.7 Antidiabetika

Obwohl der Podologe nicht in erster Linie mit Antidiabetika arbeitet, wird er in seiner täglichen Arbeit damit konfrontiert. Auch wenn der Diabetologe die Medikamente einstellt, macht es Sinn, sich einen Überblick zu verschaffen, welche Substanzen es gibt und wie sie wirken. Somit ist es einfacher, Antidiabetika zuzuordnen oder auf Fragen im Patientengespräch zu reagieren.

Ein Antidiabetikum (Plural: Antidiabetika) ist ein Medikament zur Behandlung des Diabetes mellitus. Es ist unverzichtbar. Hier gilt es nur, dem Therapeuten einen groben Überblick zu verschaffen.

Es gibt mehrere Substanzgruppen mit verschiedenartigen Wirkprinzipien und Einsatzgebieten. Sie werden unterteilt in:

- Insulin,
- α-Glucosidase-Hemmer,
- Sulfonylharnstoffe,
- Biguanide,
- Glinide,
- Insulin-Sensitizer (Glitazone),
- Inkretinmimetika und Dipeptidyl-Peptidase-4-Hemmer,
- Amylin-Analoga.

Insulin

Bei absolutem oder relativem Insulinmangel muss Insulin durch Insulinpräparate ersetzt werden.

α-Glucosidase-Hemmer

Sie verzögern durch die Hemmung der α-Glucosidase die Glukoseaufnahme aus dem Darm in das Blut und mildern dadurch die Blutzuckerspitzen vor allem nach kohlehydratreichen Mahlzeiten. Die für Typ 2-Diabetes zugelassenen Substanzen sind Acarbose, Miglitol und Voglibose.

Sulfonylharnstoffe

Sie stimulieren beim Typ 2-Diabetes die Insulinsekretion, wodurch der Blutzuckerspiegel gesenkt wird. Aufgrund der Insulinresistenz entstehen dadurch oft überhöhte Insulinspiegel. In aller Regel wird die dadurch ständig überlastete Bauchspeicheldrüse nach mehreren Jahren in ihrer Leistung abnehmen. Dieser Insulinmangel durch Erschöpfung der Bauchspeicheldrüse, Sekundärversagen genannt, kann dann meist nur durch eine Insulintherapie behandelt werden.

Biguanide

Sie hemmen die Glucose-Neubildung (Gluconeogenese) in den Leberzellen. Sie senken womöglich außerdem die Resorption der Glucose aus dem Darm und steigern wahrscheinlich deren Verwertung in der Körperperipherie, z. B. in den Muskeln. Metformin ist der einzige derzeit zugelassene Stoff aus der Gruppe der Biguanide.

Glinide

Die Gruppe der Glinide setzt sich aus zwei chemisch heterogenen Substanzen zusammen, deren Wirkung in einer schnellen und kurzzeitigen Insulinfreisetzung liegt. Während Repaglinid ein Benzoesäurederivat ist, stammt Nateglinid von der Aminosäure Phenylalanin ab. Repaglinid ist seit 1999 und Nateglinid seit 2000 auf dem deutschen Markt zugelassen. Die Glinide werden zur Behandlung von Typ 2-Diabetes eingesetzt und ermöglichen eine höhere Variabilität in der Nahrungsaufnahme bei geringerer Gefahr von Hypoglykämien.

Insulin-Sensitizer (Glitazone)

Glitazone verbessern die Wirkung des vorhandenen Insulins mittels Synthese-Steigerung von GLUT4-Rezeptoren und senken dadurch die Insulinresistenz beim Typ 2-Diabetes. Derzeit sind zwei Substanzen für die Behandlung zugelassen: Pioglitazon und Rosiglitazon.

Inkretinmimetika und Dipeptidyl-Peptidase-4-Hemmer

Die Inkretinmimetika und die Inhibitoren der Dipeptidylpeptidase 4 wirken über den Inkretin-Effekt. Während die Inkretin-Mimetika die Wirkung des körpereigenen Hormons GLP-1 simulieren, hemmen die Inhibitoren der Dipeptidylpeptidase-4 dessen Abbau. Leitsubstanz der Inkretinmimetika ist das Exenatid. Der erste zugelassene Hemmer der Dipeptidylpeptidase-4 ist Sitagliptin. Seit Mai 2008 ist Vildagliptin als zweiter Arzneistoff aus der DPP-4-Inhibitor-Wirkstoffklasse europaweit zugelassen und in den Markt eingeführt.

Amylin-Analoga

Amylin wird normalerweise zu den Mahlzeiten in den Betazellen des Pankreas produziert. Es hemmt die Glukagonsekretion nach dem Essen. Bei Diabetikern ist die Ausschüttung verringert. Pramlintide (US-Handelsname: Symlin®) ist ein Analogon des Hormons Amylin und wurde in den USA für die Behandlung von Typ 1- und auch von Typ 2-Diabetikern zugelassen. Symlin ist damit das erste Medikament, das seit Insulin für Typ 1-Diabetiker zugelassen wurde.

5

Diabetisches Fußsyndrom (DFS)

Der diabetische Fuß ist eine der schwersten und am meisten vernachlässigten Folgeerkrankungen des Diabetes. Es kommt zu Ulzerationen unterschiedlichster Schwere (Wagnerklassifikation).

5.1 Ursachen des diabetischen Fußes

1. **Polyneuropathie**
   Wird die Polyneuropathie durch die Zuckerkrankheit ausgelöst, wird sie als *diabetische Polyneuropathie* bezeichnet. Dabei kommt es zu einer Schädigung der peripheren, also der von der Körpermitte entfernt liegenden Nerven in Armen und Beinen – und somit auch des Fußes. Typisch ist eine ungewöhnliche Trockenheit der Fußhaut. Bei fortschreitender Erkrankung lässt die Sensibilität, die nervliche Empfindlichkeit, immer weiter nach. Der Diabetiker spürt nicht mehr, wo ihn *der Schuh* drückt. So bleiben (auch kleine) Verletzungen zunächst unbemerkt, die Ausbildung eines Fußgeschwürs wird begünstigt. Die begleitende Einschränkung der Motorik, des Bewegungsvermögens, kann zu Deformitäten führen, die Entstehung eines diabetischen Fußes kann dadurch zusätzlich gefördert werden. Selbstverständlich kann es auch bei einer nichtdiabetischen Polyneuropathie zu einem Fußgeschwür kommen.

2. **Arterielle Durchblutungsstörungen**
   Bei arteriellen Durchblutungsstörungen handelt es sich hauptsächlich um die *periphere arterielle Verschlusskrankheit*. Im Unterschied zur diabetischen Polyneuropathie ist der Fuß blass und kalt, eventuell bläulich verfärbt. Die Fußpulse sind nicht tastbar, die Sensibilität ist aber erhalten.

Um ein diabetisches Fußsyndrom adäquat zu behandeln, muss man auf die moderne Wundversorgung zurückgreifen. Hier hat sich im Laufe der Zeit viel getan: Früher wurden schlecht heilende Wunden konventionell versorgt. Sie wurden unter der Vorstellung der Infektionsvermeidung trocken gehalten. Forschungsergebnisse in den frühen 60er-Jahren konnten dann aber belegen, dass das Austrocknen einer Wunde zur Störung/Verlangsamung der Wundheilung führt. Bis Mitte der 70er-Jahre wurden schlecht heilende bzw. chronische Wunden generell mit klassischen Verbandstoffen (Baumwollkompressen, PVP-Iodlösungen) austrocknend therapiert. Heute werden diabetische Wunden nach der modernen Wundtherapie behandelt. Hier gibt es zwei verschiedene Ansätze:

1. Die moderne Wundtherapie soll mit hydroaktiven Wundauflagen, die den Feuchtigkeitshaushalt der Wunde regulieren, optimale Voraussetzungen für die lokale Wundheilung gewährleisten.
2. Als Ursache für die Wundheilungsstörung ist die Behandlung der Grunderkrankung unbedingt in den gesamten Therapieplan einzubeziehen.

Die medizinische Erkenntnis und der produkttechnische Fortschritt ermöglichen mittlerweile eine optimale und wesentlich effizientere Wundtherapie. Dies wird durch hydroaktive Wundauflagen ermöglicht, die folgende Kriterien erfüllen müssen:

1. Die Aufnahme und *Verwaltung* von überschüssigem Wundexsudat.
2. Die Bereitstellung eines feuchten Klimas im Wundbereich.
3. Die Gewährleistung eines Gasaustauschs (Atmungsaktivität).

4. Die thermische Isolierung der Wunde von der Umwelt.
5. Eine Undurchlässigkeit für Mikroorganismen.
6. Eine atraumatische Entfernung.
7. Keine Abgabe von Fasern oder anderen Fremdstoffen.

Um den individuellen Bedürfnissen gerecht zu werden, sind eine Vielzahl von Produkten entwickelt worden: Hydrogele, Calciumalginate, Hydrokolloide, Aktivkohle, Wundverbände, polymere/hydropolymere Wundauflagen und Schaumverbände.

5.2 Antiseptika in ihrer Anwendung beim DFS

Bei diabetischen Wunden sollte immer darauf geachtet werden, ein schonendes Antiseptikum zu verwenden, da aggressive Bakterizide auch die körpereigenen Zellen zerstören können. Dies würde bei einer schlecht heilenden Wunde eine zusätzliche Verzögerung auslösen.

Bepanthen® Antiseptische Wundcreme *apothekenpflichtig*

Arzneizusammensetzung: 1 g Creme enthält: Chlorhexidinbis (D-gluconat 0,005 g, Dexpanthenol 0,05 g).
Weitere Bestandteile: Macrogolstearat, Glycerolmonostearat, Cetomacrogol, dickflüssiges und Hartparaffin, Cetylstearylalkohol, Dimeticon, Glycerol 85 %, Hyetellose, gereinigtes Wasser.
Anwendungsgebiete: Antiseptische Behandlung von oberflächlichen Wunden (Riss-, Schürf-, Platz- und Kratzwunden), Verbrennungen ersten Grades.
Gegenanzeigen: Tiefe Wunden, Ulcus cruris. Nicht am Auge oder in unmittelbarer Augennähe anwenden.

Schwangerschaft: Nicht großflächig anwenden.
Stillzeit: Keine großflächige Anwendung, nicht im Bereich der Brust anwenden.
Bekannte Nebenwirkungen: In Einzelfällen Kontaktdermatiden. Gelegentlich kann ein vorübergehendes Brennen auftreten.
Dosierungsform/Dosierungsanleitung: Die Creme zweimal täglich dünn auf die Wunde auftragen.

Lavasept® Konzentrat *apothekenpflichtig*
Arzneizusammensetzung: 100 ml enthalten: Polyhexanid 20,0 g, Macrogolum 4000 (PEG 4000), Wasser.
Der Rezepturrohstoff Lavasept enthält: Polyhexanidum in wässriger PFQ 4000-Lösung. Die Konzentration des Rohstoffs entspricht dem 500 – 1000-fachen der marktüblichen Anwendungskonzentration (0,1 – 0,2 % Lavasept Konzentrat entsprechen 0,02 – 0,04 % Polyhexanid).
Anwendungsgebiete: Antiseptikum. Als Lösung oder Gel auf Wunden anzuwenden.
Hinweise: Es handelt sich nicht um ein Fertigarzneimittel, sondern um einen Rohstoff. Die Verdünnung auf die gewünschte Anwendungskonzentration sollte mit geeigneten Lösungen, wie z. B. Ringerlösung ohne Lactat, physiologischer Kochsalzlösung etc., erfolgen. Bei der Herstellung von Gelen hat sich Hydroxyethylcellulose als Gel-Grundlage bewährt. Bei der Verdünnung mit anderen Lösungen ist auf Kompatibilität des kationischen Lavasept-Konzentrats mit den Verdünnungslösungen zu achten. Trübungen und Ausfällungen sollen vermieden werden. In der Kälte ausgefallenes Polyhexanid kann durch Erwärmen auf 60 °C wieder in Lösung gebracht werden.
Dosierungsform/Dosierungsanleitung: Für Salben, Pasten und wässrige Lösungen: 0,1 – 0,2 % Lavasept-Konzentrat (= 0,02 – 0,04 % Polyhexanid).

Prontosan® Lösung *nicht apothekenpflichtig*

Arzneizusammensetzung: Sterile, wässrige Lösung. Enthält 0,1 % Undecylenamidopropyl-Betain, 0,1 % Polihexanid.

Anwendungsgebiete: Gebrauchsfertige polihexanid- und undecylenamidopropyl-betainhaltige Lösung zur Reinigung, Befeuchtung und zum Feuchthalten von Wunden und Wundverbänden. Gewebeschonende Ablösung von Fibrinbelägen und Resten von Wundauflagen.

Dosierungsform/Dosierungsanleitung: Abreiben der Wunde mittels getränktem Tupfer oder Kompresse. Direkte Applikation aus der Spritzflasche (40 ml/350 ml). Tränken einer Kompresse und Verbleib von zehn bis 15 Minuten auf der Wunde, zum Lösen des Biofilms. Dieser Effekt kann auch in Kombination mit der getränkten Wundauflage erzielt werden.

Octenisept® Lösung *apothekenpflichtig*

Arzneizusammensetzung: 100g enthalten: Octenidin-2HCl 0,1 g, Phenoxy-ethanol 2 g.

Weitere Bestandteile: (3-Cocosfettsäureamidopropyl)dimethylazaniumylacetat, Natrium-D-gluconat, Glycerol 85 %, Natriumchlorid, gereinigtes Wasser, Natriumhydroxid.

Anwendungsgebiete: Wässriges Antiseptikum zur Schleimhaut- und Wundantiseptik.

Hinweise: Bakterien, einschließlich Chlamydien und Mycoplasmen, Pilze und Hefen, Protozoen (Trichomonaden), Viren (Herpes simplex, HIV und HBV).

Dosierungsform/Dosierungsanleitung: Das Areal vollständig durch Tupfen oder Sprühen benetzen.

TenderWet® Solution Isotonische Lösung
nicht apothekenpflichtig

Arzneizusammensetzung: Isotone Lösung, pyrogenfrei. Zusammensetzung wie Ringer'sche Spüllösung. In gebrauchsfertigen Ampullen.

Anwendungsgebiete: Für die Nasstherapie mit TenderWet 24, zur topischen Behandlung von Wunden, insbesondere für Wunden mit beeinträchtigter Heilungstendenz, z. B. Dekubitus, Gangrän und infizierte Wunden.

Dosierungsform/Dosierungsanleitung: Je nach Kompressengröße muss eine bestimmte Menge verwendet werden:
Durchmesser: 4 cm = 8 – 10 ml
Durchmesser: 10 cm = 60 ml

5.3 Salben

Actihaemyl® Gelee Gel *apothekenpflichtig*

Arzneizusammensetzung: 1 g enthält: Proteinfreies Hämodialysat aus Kälberblut 8,3 mg.

Weitere Bestandteile: Carmellose-Natrium, Propylenglycol, Calciumlactat 5H_2O, Methyl-4-hydroxybenzoat, Propyl-4-hydroxybenzoat, Milchsäure, Natriumhydroxid 27 % (m/V), gereinigtes Wasser.

Actihaemyl® Salbe Creme *apothekenpflichtig*

Arzneizusammensetzung: 1 g enthält: Proteinfreies Hämodialysat aus Kälberblut 2,07 mg.

Weitere Bestandteile: Weißes Vaselin, Cetylalkohol, Cholesterol, Methyl-4-hydroxybenzoat, Propyl-4-hydroxybenzoat, gereinigtes Wasser.

Anwendungsgebiete: Bei Wundheilungsstörungen.
Traditionell angewendet zur Unterstützung der Wundheilung bei schlecht heilenden Wunden. Der Anwender wird in der Gebrauchsinformation darauf hingewiesen, dass beim Ausbleiben einer sichtbaren Heilungstendenz innerhalb von fünf Tagen sowie beim Auftreten von Entzündungszeichen, wie gelbliche Wundbeläge, Rötung der Wundränder, verbunden mit Schmerzhaftigkeit oder Juckreiz, ein Arzt aufzusuchen ist.
Gegenanzeigen: Bei bekannter Überempfindlichkeit gegen den Wirkstoff darf das Arzneimittel nicht angewendet werden. Präparatspezifisch darf das Arzneimittel bei bekannter Überempfindlichkeit gegen Cetylalkohol sowie gegen die Parabene Methyl(4-hydroxybenzoat) (E 218) und Propyl(4-hydroxybenzoat) (E 216) nicht angewendet werden.
Nebenwirkungen: Häufig sind allergische Hautreaktionen, wie z. B. Quaddeln und/oder Rötungen beobachtet worden. Aufgrund des Gehalts an Methyl-4-hydroxybenzoat und Propyl-4-hydroxybenzoat kann bei Anwendung dieses Arzneimittels Urtikaria (Nesselsucht) auftreten. Möglich sind auch Spätreaktionen, wie Kontaktdermatitis. Aufgrund des Gehalts an Cetylalkohol können bei der Anwendung dieses Arzneimittels Hautirritationen auftreten. In diesen Fällen sollte das Arzneimittel abgesetzt und ein Arzt aufgesucht werden.
Dosierungsform/Dosierungsanleitung: Ein- bis zweimal täglich dünn auf die Haut auftragen und einreiben.

5.4 Moderne Wundlauflagen

Funktionelle Anforderungen an eine Wundauflage

- Gute Saugfähigkeit.

- Schutz.
- Keine Verklebung.
- Gas-/Dampfdurchlässigkeit.
- Reduktion der Kontamination.

5.4.1 Gaze

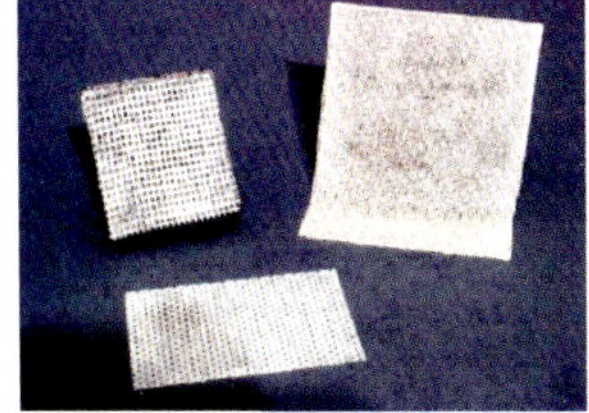

- 100 % gewobene Baumwolle.
- Tupfer/Platte.
- Steril/unsteril.

Anwendungsgebiet

- Schutz.
- Mechanisches Débridement (feucht zu trocken).
- Absorption von Wundsekret.
- Wundfüller bei tiefen Wunden.
- Infizierte Wunden.

Nachteile

- Adhäsion an gesundem Gewebe.
- Traumatische Entfernung.
- Häufige Verbandswechsel/Gefahr der Austrocknung.

Charakteristik

Der dünne, weiche Gittertüll aus hydrophoben Polyesterfasern mit glatter Oberflächenstruktur hemmt das Einwachsen von Gewebssprossen in die Kompresse und wirkt so der Verklebungstendenz mit der Wunde entgegen.

Unterstützt wird der Nichtverklebungseffekt von Atrauman durch die Salbenimprägnierung, sodass ein schonender Verbandwechsel möglich ist.

Atrauman hält Wundflächen und Wundränder geschmeidig und schützt die Wunde vor dem Austrocknen. Störenden Narbenkontrakturen wird vorgebeugt.

Die Salbenmasse selbst ist gaspermeabel und durchlässig für Sekrete. Damit wird ein ausreichender Luftzutritt zur Wunde sowie ein rascher Transport überschüssiger Sekrete sichergestellt. Für die Sekretaufnahme ist über Atrauman eine Saugkompresse zu applizieren.

Die Salbenmasse enthält keine Zusätze von Vaseline oder anderen Paraffinen. Schwierig zu entfernende Salbenrückstände treten nicht auf. Der Zustand der Wunde kann sicher beurteilt werden, die Reinigung wird erleichtert.

Die Salbenmasse ist wirkstofffrei und nicht sensibilisierend. Therapeutisch wirksame Substanzen können nach Ermessen des Arztes gezielt und unbedenklich zugesetzt werden.

Weitere Produkte: Kurzübersicht Gaze, inerte Wundgaze

Produkt	Bezeichnung
Atrauman	Imprägnierte Wundgaze
Adaptic	Imprägnierte Wundgaze
Cuticerin	Imprägnierte Wundgaze
DracoTül	Imprägnierte Wundgaze, hydroaktiv
Grassolind	Imprägnierte Wundgaze
Oleo Tüll	Imprägnierte Wundgaze
Sofra-Tüll Sine	Imprägnierte Wundgaze
Vaselitulle	Imprägnierte Wundgaze

Atrauman *Salbenkompresse* nicht apothekenpflichtig

Arzneizusammensetzung: Hydrophober Polyester-Gitterstoff, imprägniert mit einer wirkstofffreien Salbenmasse (Estergemisch natürlicher, pflanzlicher Fettsäuren mit Glycerin und Diglycerin).

Anwendungsgebiete: Zur atraumatischen Wundbehandlung in allen Phasen der Wundheilung, z. B. für Schürfwunden, Risswunden, Platzwunden, Ulcus cruris, Dekubitus, Verbrennungen, Verbrühungen, Verätzungen, Strahlenschäden, Abszesse, Furunkel, Karbunkel, Panaritien. Zur Abdeckung von Spender- und Empfängerstellen bei Hauttransplantationen, in der plastischen und kosmetischen Chirurgie, bei Nagelextraktionen, Phimoseoperationen usw. Durch die wirkstofffreie Salbenmasse auch in der Dermatologie sowie bei hautempfindlichen Personen anwendbar.

Hinweise: Wirkstofffreie Salbenkompressen aus hydrophobem, engmaschigem Polyestertüll mit glatter Oberflächenstruktur, imprägniert mit einer neutralen Salbenmasse ohne Zusätze von Vaseline oder anderen Paraffinen. Atrauman® ist eine Salbenkompresse, die die Wundheilung in allen Phasen wirkungsvoll unterstützt und durch die spezifischen Vorteile der verwendeten Materialkomponenten eine atraumatische Wundbehandlung sicherstellt. Die Salbenkompresse bietet zweifachen Schutz gegen Verkleben: Durch das hydrophobe Polyestermaterial und die wirkstofffreie Salbenmasse. Dabei gewährleistet die ideale Zusammensetzung der Salbenmasse von Atrauman® einen guten Luftzutritt sowie einen raschen Sekrettransport und verhindert Salbenrückstände auf der Wunde.

Dosierungsform/Dosierungsanleitung: Je nach Wunde die Größe zurechtschneiden und auf die Wunde legen. Einmal täglich wechseln.

5.4.2 Calciumalginate

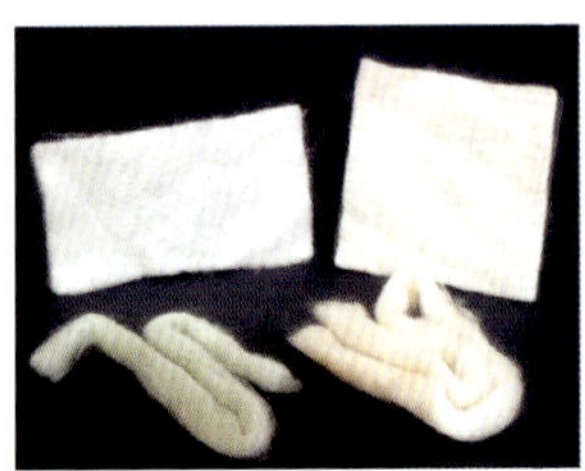

Der Rohstoff für die Faserherstellung ist Alginsäure, die aus marinen Braunalgen gewonnen wird.

- Ungewobene Masse aus Natrium-/Calciumalginat.
- Bildung von flüssigkeitsbindenedem Gel.
- Sekundäre Abdeckung erforderlich.

Anwendungsgebiet

- Absorption stark sezernierender Wunden.
- Autolytisches Débridement.
- Wundfüller bei tiefen Wunden.
- Blutstillung.

Nachteile

- Austrocknung schwach sezernierender Wunden.
- Kontraindiziert bei dreigradiger Verbrennung.

Charakteristik

Typische Anwendungsgebiete sind Ulcus cruris venosum, Decubitus, Abszesse, Furunkel, Karbunkel, Verbrennungen sowie schwierig zu versorgende Wunden in der Unfall- und Tumorchirurgie, vor allem an exponierten Körperstellen. Das Produkt ist besonders geeignet, wenn kosmetisch einwandfreie Ergebnisse angestrebt werden. Ideal zur Anwendung bei sehr schmerzempfindlichen und schwierigen Körperstellen, z. B. nach Nagel- und Zahnextraktionen oder Phimoseoperationen.

Sie bestehen aus weichen, textilen Calciumalginat-Fasern, die sich im Kontakt mit Natriumsalzen, wie sie beispielsweise in

Blut- und Wundsekret vorhanden sind, in ein gelartiges Material umwandeln. Dadurch ergeben sich therapeutische Vorteile für die Wundheilung, wie sie mit herkömmlich textilen Verbandmaterialien bisher nicht zu erreichen waren. Sie verfügen über eine sehr hohe Saugleistung. Das keimbelastete Exsudat wird dabei in die Faser selbst aufgenommen und durch die Umwandlung sicher in der Gelstruktur festgehalten. Wunden werden rasch gereinigt. Die gelartige Konsistenz wirkt zudem wie ein feuchter Verband, der ein Austrocknen der Wunde verhindert und regulierend auf die physiologische Sekretion einwirkt. Es entsteht ein für die Wundheilung günstiges Mikroklima ohne Okklusiveffekt. Granulationsbildung und Epithelisierung werden gefördert, die Wundflächen bleiben geschmeidig, wodurch es auch zu kosmetisch günstigen Wundheilungsergebnissen kommt. Das Alginat wird locker in die Wunde eintamponiert. Wenn die Fasern bei der Umwandlung dann quellen und die Wunde ausfüllen, ergibt sich ein enger Wundkontakt.

Weitere Produkte: Kurzübersicht Calciumalginate

Produkt	Bezeichnung
Trionic	Calciumalginat
Sorbalgon	Calciumalginat
Suprasorb A	Calciumalginat
SeaSorb Soft	Calcium-Natrium-Alginat
Urgosorb	Zusatz von Carboxymethylcellulose
Kaltostat	Calcium-Natrium-Alginat
Curasorb	Calciumalginat

SeaSorb® Soft Alginattamponade (steril)
nicht apothekenpflichtig

Arzneizusammensetzung: 1 Tamponade enthält: Calciumalginat, Carmellose.

Anwendungsgebiete: Mittelstark bis stark exsudierende Wunden wie Decubitus, Ulcus cruris, Diabetisches Fußsyndrom, Verbrennungen ersten und zweiten Grades, Defektwunden, insbesondere in der Entzündungsphase. Alginattamponade für entsprechende Wundkavitäten.

Gegenanzeigen: Trockene Wunden.

Anwendungsbeschränkungen: Infizierte Wunden; arteriell und diabetisch bedingte Wunden regelmäßig inspizieren.

Dosierungsform/Dosierungsanleitung: Die Alginatkompresse so wählen, dass an den Wundrändern 1 – 2 cm überstehen. Alginattamponade lose in die Wundkavität einpassen. Mit Sekundärverband fixieren. Wenn der Verband mit Exsudat vollgesogen ist, ist ein Verbandwechsel erforderlich. Alginattamponade wechseln, wenn der Sekundärverband gewechselt wird. Nicht länger als maximal sieben Tage auf der Wunde belassen.

Trionic® zellaktives Alginat *nicht apothekenpflichtig*

Arzneizusammensetzung: Trionic wird aus Braunalgen gewonnen und enthält als weitere Bestandteile Chlorophyll sowie die wundheilungsfördernden Ionen Calcium, Zink und Mangan.

Anwendungsgebiete: Indikationen zum Einsatz von Trionic sind mittel bis stark exsudierende, sekundär heilende Wunden, wie z. B. Ulcus cruris, Dekubitus, Diabetischer Fuß, Amputationsstümpfe, Abszesse, Platzbäuche. Bei Infektionsanzeichen ist eine (parallele) antibakterielle Therapie einzuleiten.

Hinweise: Zellaktives Alginat, an das Zink-, Mangan- und Calciumionen gebunden sind. Es unterstützt die physiologische

Wundheilung und unterstützt die Gewebeneubildung bei tiefen, sekundär heilenden Wunden mit mittlerer bis starker Exsudation. Bei Kontakt mit natriumhaltigen Flüssigkeiten wie Blut, Wundexsudat, Ringer- und Kochsalzlösung formt es durch Ionenaustausch ein strukturbeständiges Gel. Durch die sichere Einlagerung von Exsudat, Gewebetrümmern und Bakterien in das sich bildende Gel schafft es ein physiologisches Wundheilungsmilieu und fördert dadurch Granulation sowie Wundreinigung. Die enthaltenen Ionen (Zink, Mangan) stimulieren Zellaktivitäten und unterstützen die Gewebeneubildung zusätzlich. Es leistet eine stärkere Unterstützung der Proliferation von Fibroblasten und Keratinocyten. Das Alginat führt zu einer 1,7-fach stärkeren Synthese von Kollagen und schützt Zellen vor cytotoxischen freien Radikalen.

Dosierungsform/Dosierungsanleitung: Trockene nekrotische Beläge sollten vor der Anwendung entfernt werden. Die Wunde wird mit 0,9 % Kochsalzlösung oder Ringerlösung gespült. Vor oder nach der Applikation mit Ringerlösung oder NaCl 0,9 % anfeuchten. Es wird direkt auf die Wundoberfläche appliziert. Beidseitig anwendbar, weich, flexibel, kann auf Wundgröße zugeschnitten und bei tiefen Wunden tamponiert werden. Je nach Exsudationsmenge sollte ein entsprechender Sekundärverband verwendet werden (Hydropolymerauflage, Kompresse, Filmverband). Das gelierte Trionic wird in einem Stück entfernt. Der Verbandwechsel kann durch Anfeuchten mit Kochsalz oder Ringerlösung erleichtert werden. Anschließend die Wunde spülen, beurteilen und den nächsten Verband anlegen. Die Verbandwechselhäufigkeit ist abhängig von der Exsudation: Bei starker Exsudation nach ein bis zwei Tagen, bei mittlerer Exsudation nach drei bis vier Tagen. Ein Austrocknen des Alginats kann durch Nachfeuchten verhindert werden. Aals Auflage in den Abmessungen 5 cm x 5 cm, 9,5 cm x 9,5 cm, 10 cm x 20 cm sowie als Tamponade von 30 m/2 g erhältlich. Die Tamponade eignet sich besonders zur Versorgung tiefer Wunden.

Sorbalgon® Calciumalginat-Kompresse
nicht apothekenpflichtig

Arzneizusammensetzung: Besteht aus weichen, textilen Calciumalginatfasern, die sich im Kontakt mit Natriumsalzen, wie sie beispielsweise in Blut und Wundsekret vorhanden sind, in ein gelartiges Material umwandeln.
Anwendungsgebiete: Typische Anwendungsgebiete sind z. B. Ulcus cruris venosum, Dekubitus, Abszesse, Furunkel, Karbunkel, Verbrennungen sowie schwierig zu versorgende Wunden in der Unfall- und Tumorchirurgie, vor allem an exponierten Körperstellen. Es ist besonders geeignet, wenn kosmetisch einwandfreie Ergebnisse angestrebt werden. Ideal zur Anwendung bei sehr schmerzempfindlichen und schwierigen Körperstellen, z. B. nach Nagel- und Zahnextraktionen oder Phimoseoperationen. Kann für die Behandlung aller äußerlichen Wunden eingesetzt werden: Für flächige und insbesondere tiefe und zerklüftete Wunden, akute, chronische sowie klinisch infizierte Wunden. Damit die Gelbildung wundheilungsfördernd zur Geltung kommen kann, sollten die Wunden über ausreichend Sekretion verfügen. Falls zu wenig Sekretion vorhanden ist und die Umwandlung der Fasern nicht vollständig stattfindet, können diese problemlos mit Ringerlösung ausgespült werden.
Hinweise: Sorbalgon ist nicht gewebt, sondern stellt einen weichen Faserverbund dar, der sich hervorragend tamponieren und drapieren lässt. Es können deshalb auch tiefe und zerklüftete Wunden optimal versorgt werden, weil immer die für die Wundheilung so wichtige Adaption an die Wundflächen gewährleistet

ist. Es verfügt über eine sehr hohe Saugleistung. Das keimbelastete Exsudat wird dabei in die Faser selbst aufgenommen und durch die Umwandlung sicher in der Gelstruktur festgehalten. Wunden werden rasch gereinigt. Die gelartige Konsistenz wirkt zudem wie ein feuchter Verband, der ein Austrocknen der Wunde verhindert und regulierend auf die physiologische Sekretion einwirkt. Es entsteht ein für die Wundheilung günstiges Mikroklima, ohne Okklusiveffekt. Granulationsbildung und Epithelisierung werden gefördert, die Wundflächen bleiben geschmeidig, wodurch es auch zu kosmetisch günstigen Wundheilungsergebnissen kommt. Durch die Gelbildung verklebt es nicht mit der Wunde. Der Verbandwechsel erfolgt ohne Irritation des jungen Gewebes. Es ist frei von Wirkstoffzusätzen und auch bei Langzeitanwendung besonders gut verträglich. Allergische Reaktionen und Sensibilisierungen sind bisher nicht bekannt geworden. Es wird als Kompressen in drei Größen angeboten. Als Tamponadestreifen, speziell für voluminösere Wunden, steht Sorbalgon T in zwei Ausführungen zur Verfügung.

Dosierungsform/Dosierungsanleitung: Die Alginatkompresse so wählen, dass an den Wundrändern 1 – 2 cm überstehen. Alginattamponade lose in die Wundkavität einpassen. Mit Sekundärverband fixieren. Wenn der Verband mit Exsudat vollgesogen ist, ist ein Verbandwechsel erforderlich. Alginattamponade wechseln, wenn der Sekundärverband gewechselt wird.

5.4.3 Hydrogele

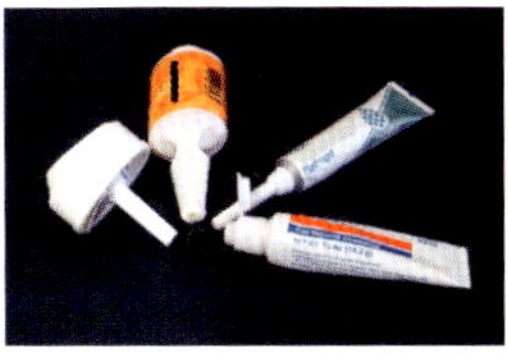

Die feuchte Wundbehandlung ist Standard in der Versorgung von Wunden.

- Semipermeables, hydrophiles Polymer.

- Wasser/Glycerin.
- Platte/Gel.
- Sekundäre Abdeckung.

Anwendungsgebiet

- Mäßige Sekretabsorption.
- Autolytisches Débridement.
- Auflösung von Nekrosen.
- Schmerzminderung.
- Wundfüller bei tiefen Wunden.

Charakteristik

Ein Hydrogel schafft sofort ein feuchtes Wundmilieu und eignet sich deshalb besonders zur Versorgung chronischer Wunden. In der Granulationsphase fördert das Gel die Gewebsneubildung. Dabei lässt sich damit das feuchte Wundmilieu ohne die Gefahr eines Sekretstaus problemlos auch über längere Behandlungszeiträume aufrecht erhalten und ein Austrocknen des Granulationsgewebes sicher vermeiden. In der Epithelisierungsphase unterstützt das Hydrogel durch das feuchte Wundmilieu Zellteilung und Zellwanderung der Epithelien.

Das Hydrogel Repithel® z. B. enthält Hydrosomen. Diese sind aus mehreren Doppelschichten körperidentischer Phospholipide aufgebaut. Zwischen den Doppelschichten der Hydrosomen ist Wasser eingelagert. Die Hydrosomen durchdringen die Wunde, lösen sich dann langsam auf und setzen dabei Wasser, Lipide und eine geringe Menge Povidon-Iod (PVP-I) frei. Mit dem Hydrogel behandelte Wunden bleiben sauber, schließen sich schnell und hinterlassen keine unschönen Narben.

Weitere Produkte: Kurzübersicht

Produkt	Bezeichnung
Nu-Gel	Gel
Hydrosorb	• Gel Verband • Gel Verband mit Fixierfolie
Curafil	Amorphes Gel
ApoCure	Hydrogel
Intrasite-Gel	Gel
Purilon® Gel	Gel
CURAGEL	Hydrogelverband
Suprasorb G	• Gel-Kompresse • Amorphes Gel
Akina Gel	Gel

Hydrosorb® Transparenter hydrozellulärer Gel-Verband
nicht apothekenpflichtig

Arzneizusammensetzung: Transparenter, hydrozellulärer Gel-Verband aus saugfähigen Polyurethan-Polymeren, kaschiert mit einer semipermeablen, jedoch keim- und wasserdichten Polyurethanfolie.

Anwendungsgebiete: Eignet sich insbesondere zur Versorgung klinisch nicht infizierter Wunden in der Granulations- und Epithelisierungsphase, z. B. bei Ulcus cruris, Dekubitus usw. Zur Versorgung von Verbrennungen zweiten Grades und zur Förderung der Reepithelisierung von Spenderstellen nach Spalthaut - entnahmen bei vorausgegangener adäquater Blutstillung.

Hinweise: Fördert in der Granulationsphase die Gewebsneubildung. Dabei lässt sich das feuchte Wundmilieu ohne die Gefahr eines Sekretstaus problemlos auch über längere Behandlungszeiträume aufrechterhalten und ein Austrocknen des Granulations-

gewebes sicher vermeiden. Unterstützt in der Epithelisierungsphase durch das feuchte Wundmilieu Zellteilung und Zellwanderung der Epithelien. Verklebt nicht mit der Wunde. Der Verbandwechsel verläuft ohne Irritation des jungen Gewebes. Die Transparenz ermöglicht jederzeit eine Inspektion der Wunde. Die Verbandwechselhäufigkeit lässt sich dadurch entscheidend verringern. Verfügt durch die weich-elastischen Eigenschaften des Gels außerdem über eine gute Polsterwirkung für zusätzlichen Wundschutz und einen gewissen Selbsthafteffekt. Für eine dauerhafte Fixierung empfiehlt sich jedoch zusätzlich eine Befestigung mit hypoallergenen Fixierpflastern oder Fixierbinden.
Dosierungsform/Dosierungsanleitung: Mindestens 2 cm überlappend auf die trockene wundumgebende Haut applizieren. Wunde wie gewohnt reinigen und Wundumgebung trocknen. Die Schutzfolie entfernen und die haftende Seite auf die Wunde applizieren, dabei Verband nicht überdehnen. Falls erforderlich, zusätzlich fixieren. Die Verbände können, je nach Zustand der Wundsituation und -umgebung, mehrere Tage auf der Wunde verbleiben. Die Gelstruktur ist so beschaffen, dass sie sich durch aufgenommenes Wundsekret nicht auflöst. Es kann deshalb als vollständiger Verband abgenommen werden. Auf der Wunde verbleiben keine Rückstände; sie ist ohne zeitraubende vorherige Spülung sicher zu beurteilen. Störende Gerüche treten nicht auf.

NU-GEL® Natriumalginat zur Wundauffüllung
nicht apothekenpflichtig

Arzneizusammensetzung: Natriumalginat, Propylenglycol, Carboxymethylcellulose, Hydroxyethylcellulose, Natriumchlorid, gereinigtes Wasser.
Anwendungsgebiete: Lösen von Nekrosen und Fibrinbelägen bei sekundär heilenden Wunden.

Purilon® Gel (steril) *nicht apothekenpflichtig*

Arzneizusammensetzung: Enthält Carmellose, Calciumalginat, gereinigtes Wasser.

Anwendungsgebiete: Nekrotische und belegte Wunden, z. B. Ulcus cruris, Decubitus und Diabetisches Fußsyndrom. Zur Schaffung eines feuchten Wundheilungsmilieus während des gesamten Heilungsprozesses. Infizierte Wunden unter ärztlicher Aufsicht.

Gegenanzeigen: Verbrennungen dritten Grades.

Anwendungsbeschränkungen: Arteriell und diabetisch bedingte Wunden regelmäßig inspizieren.

Dosierungsform/Dosierungsanleitung: Wunde maximal auf Niveau der Hautumgebung auffüllen. Mit einem geeigneten Sekundärverband bedecken. Zur Reinigung nekrotischer und belegter Wunden mindestens alle drei Tage wechseln.

Suprasorb® G Gelkompresse *nicht apothekenpflichtig*

Arzneizusammensetzung: Polyurethan-Gel-Verband, mit semipermeabler und bakteriendichter Polyurethanfolie abgedeckt.

Anwendungsgebiete: Wundverband, auch bei Verbrennungen. Zum Auflösen von nekrotischem Gewebe und Abtragen von Belägen, vor allem bei oberflächlichen Wunden.

Gegenanzeigen: Nicht bei infizierten Wunden.

5.4.4 Kollagen-Wundauflage und proteasemodulierende Matrix

Charakteristik

Diese Wundauflagen bestehen aus Kollagen (Promogran besteht zusätzlich aus oxidierter regenerierter Cellulose). Der körpereigene Baustoff Kollagen wird von der Wunde nach zwei bis drei Tagen rückstandsfrei resorbiert. Bei der Anwendung ist auf eine klare Indikationsstellung zu achten. Die Wunden müssen frei von Entzündungszeichen sein. Kollagen hat eine blutstillende Wirkung. Diese Wundauflage bindet überschüssige Proteasen, die in chronischen Wunden in erhöhtem Maße vorliegen sowie andere die Wundheilung störende Substanzen, wie Radikale und Zytokine. Gleichzeitig werden die Wachstumsfaktoren geschützt und so der Aufbau von neuem Bindegewebe gefördert. Bei eher trockenen Wunden empfiehlt es sich, die Kollagen-Wundauflage mit Ringerlösung oder NaCl 0,9 % anzufeuchten. Das entstehende Gel kann anschließend optimal an den Wundgrund anmodelliert werden. Bei diesen Wundauflagen ist eine Sekundärabdeckung erforderlich.

Weitere Produkte: Kurzübersicht

Produkt	Bezeichnung
Catrix	Kollagenpulver
Promogran	Kollagen (australisches Rind)
Suprasorb C	Kollagen aus Rinderkorium
Nobakoll	Kollagen aus Schweinekorium

Catrix® Kollagenpulver zur Wundversorgung
nicht apothekenpflichtig

Arzneizusammensetzung: 1 Portionsbeutel enthält: Kollagenpulver 1 g.

Anwendungsgebiete: Zur Unterstützung der Neubildung von Gewebe bei sekundären Hautläsionen wie Dekubitus (Stadien I – IV), Ulcus cruris, Verbrennungen ersten und zweiten Grades, diabetischer Ulcera, Fußulcera, Läsionen mit teilweisem Substanzverlust und Abschürfungen, auch zur Absorption von Exsudat bei Geschwüren. Nachgewiesene Verbesserung der Konsis-

tenz und Stärke des Gewebes bei sekundären Läsionen mit Narbenbildung. Mit anderen Verbandmaterialien kombinierbar.
Bekannte Nebenwirkungen: Selten Überempfindlichkeit.
Hinweise: Therapie für Begleiterkrankungen (periphere Arterien- oder Veneninsuffizienz, Diabetes, postoperative Therapie etc.) weiterführen.
Dosierungsform/Dosierungsanleitung: Zwei- bis dreimal wöchentlich und bis zu zweimal täglich gleichmäßig auf die gesamte, gesäuberte Wundfläche auftragen und mit Verbandmaterial abdecken, ggf. bei schwer zugänglichen Stellen mit 2 – 5 ml Glycerol oder 4 – 10 ml Kochsalzlösung verrühren und direkt auftragen.

PROMOGRAN® Protease modulierende Matrix
nicht apothekenpflichtig

Arzneizusammensetzung: 1 g gefriergetrocknete Matrix enthält: Kollagen 0,55 g.
Weitere Bestandteile: Oxidierte regenerierte Cellulose 0,45 g.
Anwendungsgebiete: Förderung der Wundheilung bei allen oberflächlichen und tiefen chronischen Wunden, frei von nekrotischem Gewebe und sichtbaren Infektionszeichen, z. B. Decubitus, Ulcus cruris, diabetischer Fuß. Nachgewiesene hämostatische Eigenschaften, auch bei Kompressionsbehandlung einsetzbar.
Hinweise: Initiales Débridement, bei infizierten Wunden oder bei Verdacht auf Infektionen ist eine antibakterielle Therapie angezeigt.
Dosierungsform/Dosierungsanleitung: Auf das gesamte Wundbett aufbringen, wo es sich in ein Gel umwandelt. Bei geringer oder keiner Exsudation mit Ringer- oder NaCl-Lösung anfeuchten, immer mit einem Sekundärverband abdecken. Wird

auf natürliche Weise vom Körper resorbiert. Neuerliche Applikation auf die Wunde ist je nach Exsudationsstärke in Abständen von bis zu 72 Stunden notwendig.

5.4.5 Hydrokolloide

- Gelatine, Pektin, Carboxymethylzellulose.
- Adhäsive Basis.
- Flüssigkeitsretention.
- Okklusion.

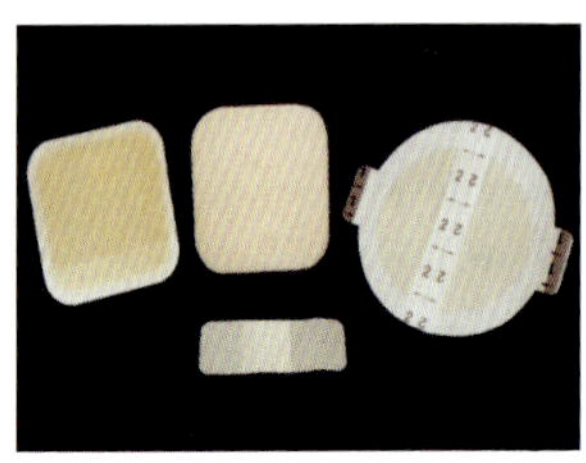

Anwendungsgebiet

- Autolytisches Débridement.
- Schutz vor Druck und Reibung.
- Verminderung exogener Kontamination.
- Moderate Sekretabsorption.
- Fibrinolytische Aktivität.

Nachteile

- Kontraindiziert bei Infektion.
- Hypertrophes Granulationsgewebe.
- Geruch.
- Traumatische Ablösung.

Charakteristik

Hydrokolloidverbände bestehen aus einem Polyurethanfilm oder einem Schaumstoff, auf dem eine selbstklebende Masse aufgebracht ist. Diese Masse enthält, eingebettet in eine Trägersubstanz aus Elastomeren und Klebstoffen, stark quellende Partikel wie Gelatine oder Pektine. Unter Aufnahme von Wundexsudat verflüssigt sich die Hydrokolloidmasse und bildet ein visköses, gelbliches Gel. Die Hydrokolloidmasse kann auch separat als Paste erworben werden und eignet sich so als Kombinationspräparat mit anderen Wundverbänden.

Indikationen: Entsprechend ihres Exsudataufnahmevermögens sind die verschiedenen Verbände für leicht bis stark sezernierende Wunden, insbesondere in der Granulationsphase, geeignet. Ihr Einsatz ist auch als vorübergehender steriler Wundverschluss von nicht primär schließbaren Wunden sinnvoll. Durch ihre hydroaktiven Eigenschaften sind die Hydrokolloide auch in der Lage, fibrinöse Beläge aufzuweichen und abzulösen.

Anwendungsgebiete: Der selbsthaftende oder mit Kleberändern versehene Verband wird nach dem Entfernen der Schutzfolie vorsichtig der Form der Wunde entsprechend angedrückt. Um ein Undichtwerden des Verbands zu vermeiden, sollte er möglichst faltenfrei aufgebracht und den Körperformen entsprechend anmodelliert werden. Außerdem sollte der Verband die Wundränder wenigstens 3 cm überlappen, um eine ausreichende Haftung zu gewährleisten. Ist eine zusätzliche Pflasterfixierung notwendig, sollte diese nur an den Rändern der Wundauflage erfolgen. Hydrokolloide verflüssigen sich durch Kontakt mit Wundexsudat und bilden ein visköses Gel. Dieses Gel kann je nach Wundbedingungen ein gelbes bis bräunliches Aussehen annehmen und unangenehm süßlich riechen. Es sollte nicht mit Eiter verwechselt werden. Eine Beurteilung der Wundverhältnisse kann erst nach Abspülen des Gels, z. B. mit Ringerlösung, erfolgen.

Verbandwechsel: Das sich auf der Wunde bildende Gel ist durch das Verbandmaterial hindurch als Blase sichtbar. Erreicht die Blase Wundgröße, muss der Verband gewechselt werden. Bei stärker sezernierenden Wunden kann dies täglich notwendig werden, bei mäßig sezernierenden Wunden erfolgt der Wechsel in

Abständen von bis zu fünf Tagen. Zu vermeiden ist eine Mazeration des Wundrands, die sich durch selten vorgenommenen Verbandwechsel ergibt.

Weitere Produkte: Kurzübersicht

Produkt	Bezeichnung
Algoplaque	• Film
Hydrocoll	
CombiDERM	Kombinierter Wundverband
Traumasive	
Askina	• Biofilm transparent • Hydro
Comfeel Plus	• Paste und Puder
DracoHydro	
Nu-Derm	
Suprasorb H	

CombiDERM®/-N Hydrokolloidverband
nicht apothekenpflichtig

Arzneizusammensetzung: Hydrokolloidverband mit zentralem Wundkissen und superabsorbierendem Hygrogranulat.
Anwendungsgebiete: CombiDerm®: Zur Behandlung vom mäßig bis stark nässenden Wunden: Chronische Wunden wie Druckgeschwüre, diabetische Geschwüre, venöser, arterieller oder andere Genese; akute Wunden wie Abschürfungen, Platzwunden, Biopsien und postoperative Wunden.
CombiDerm®-N (nicht adhäsiv): Zur Behandlung von Wunden mit geschädigter Wundumgebung oder bei Hautirritationen, z. B. ausgelöst durch Haft- bzw. Klebeflächen.
Hinweise: Verband nicht schneiden.

Dosierungsform/Dosierungsanleitung: Wunde reinigen und trocknen. Direkt oder bei tiefen Wunden über einem Wundfüller auf die Wunde legen. Kann bis zu sieben Tage auf der Wunde bleiben.

Comfeel® Plus Conturierter Wundverband steril
nicht apothekenpflichtig

Arzneizusammensetzung: Ein Verband enthält: Polyurethanfolie, Carmellose, Calciumalginat, Styrol-Isopren-Blockcopolymer, Polycyclopentadien, Dioctyladipat.
Anwendungsgebiete: Sekundär heilende Wunden, die wenig bis mittelstark exsudieren, z. B. Dekubitus, Ulcus cruris, Brandwunden ersten und zweiten Grades, Spalthautentnahmestellen, postoperative Wunden und Hautabschürfungen. Contourierter Wundverband und Sacrum für die Behandlung an schwierig zu verbindenden Stellen (Ferse, Ellenbogen, Sacrum). Druckentlastender Verband für die Behandlung und Prophylaxe von Dekubitus.
Gegenanzeigen: Komplizierte diabetische ischämische Wunden, Bisswunden, Brandwunden dritten Grades. Druckentlastender Verband zusätzlich: tiefe, unterminierte Ulzera.
Anwendungsbeschränkungen: Wunden mit klinischen Infektionszeichen. Wunden aufgrund arterieller Insuffizienz regelmäßig inspizieren.
Dosierungsform/Dosierungsanleitung: Verband so wählen, dass an den Wundrändern 1 – 2 cm überstehen. Verband wechseln, wenn sich das Gelkissen dem Verbandrand nähert oder bei Undichtigkeit. Bei druckentlastendem Verband Schaumringe gemäß Gebrauchsanweisung anpassen.
Verschiedene Formen:
Comfeel® Plus: Druckentlastender Verband (steril).

Comfeel® Plus: Flexibler Wundverband Sakrum (steril).
Comfeel® Plus: Flexibler Wundverband (steril).

Hydrocoll® Hydrokolloidverband *nicht apothekenpflichtig*

Arzneizusammensetzung: Selbsthaftender, saugender Hydrokolloidverband, kaschiert mit einer semipermeablen, jedoch keim- und wasserdichten Polyurethanfolie.

Anwendungsgebiete: Eignet sich zur Behandlung von mäßig bis gering sezernierenden Wunden, insbesondere bei chronischen Wunden mit schlechter Heilungstendenz und schwierigem, langwierigem Granulationsaufbau, wie z. B. bei Ulcus cruris oder Dekubitalgeschwüren. Zur spezifischen Behandlung von Dekubitalulzerationen im Sacralbereich ist *Hydrocoll sacral* und an Ferse oder Ellenbogen *Hydrocoll concave* angezeigt. *Hydrocoll thin* findet aufgrund seiner geringeren Saugkapazität bevorzugt in der Epithelisierungsphase Anwendung. Ist außerdem indiziert zur Versorgung von Verbrennungen zweiten Grades.

Hinweise: Durch die Verwendung besonders hydroaktiver Kolloide hat es ein gutes Ansaugvermögen. Überschüssiges, keimbelastetes Sekret wird mit dem Quellvorgang rasch in die Gelstruktur aufgenommen und sicher eingeschlossen. In der Granulationsphase stimuliert das feuchte Wundmilieu vor allem die Tätigkeit der Fibroblasten, die maßgeblich den Gewebeaufbau initiieren. Dabei lässt sich das feuchte Wundmilieu ohne die Gefahr eines Sekretstaus auch über längere Behandlungszeiträume problemlos aufrechterhalten und ein Austrocknen der Granulation sicher vermeiden. In der Epithelisierungsphase unterstützt es durch das feuchte Wundmilieu Zellteilung und Zellwanderung der Epithelien. Falls keine Komplikationen auftreten, kann es in dieser Phase bis zur abgeschlossenen Epithelisierung mehrere Tage auf der Wunde verbleiben.

Es verfügt über eine hohe sofortige Haftkraft, ist hochflexibel und dadurch anschmiegsam und leicht anzumodellieren. Die abgeflachten Ränder unterstützen zusätzlich den guten Sitz auch an Problemzonen.

Die keim- und wasserdichte Deckschicht wirkt als zuverlässige Barriere gegen Keime und schützt die Wunde vor Schmutz und Feuchtigkeit. Mobile Patienten können mit dem Verband duschen.

Dosierungsform/Dosierungsanleitung: Mindestens 2 cm überlappend auf die trockene wundumgebende Haut applizieren. Wunde wie gewohnt reinigen und Wundumgebung trocknen. Schutzfolie entfernen und haftende Seite auf die Wunde applizieren, dabei Verband nicht überdehnen. Falls erforderlich, zusätzlich fixieren. Die Verbände können, je nach Zustand der Wundsituation und -umgebung, mehrere Tage auf der Wunde verbleiben. Durch die Gelschicht verklebt es nicht mit der Wunde. Der Verbandwechsel verläuft ohne Irritation des jungen Gewebes.

Traumasive® Border Hydrokolloid-Verband
nicht apothekenpflichtig

Arzneizusammensetzung: Steriler Hydrokolloidverband. Enthält: Polyurethan, Polyisobutylen, Croscarmellose-Na, Gelatine, Pektin.

Anwendungsgebiete: Border/plus: Versorgung von nässenden Wunden, wie Unterschenkelgeschwüre (z. B. verursacht durch venöse Stauungen, Durchblutungsstörungen, Zuckerkrankheit oder Verletzungen), Decubitus, Verbrennungen ersten und zweiten Grades, Spalthautentnahmen.

Film: Versorgung von oberflächlichen Wunden, wie oberflächliches Unterschenkelgeschwür, oberflächliches Druckgeschwür,

Abschürfungen, Wunden gegen Ende des Heilungsprozesses und genähte Wunden.

Sacrum: Versorgung von Druckgeschwüren, insbesondere im Sacralbereich.

Gegenanzeigen: Geschwüre als Folge infektiöser Erkrankungen (wie Tuberkulose, Syphilis, tiefreichende Pilzinfektionen), Verbrennungen dritten Grades, infizierte Wunden. Zusätzlich für Film: Eignet sich nicht für die Versorgung von stark nässenden Wunden.

Hinweise: plus/Film: Besteht aus flexiblem Material und ist selbstklebend, auch auf Knöcheln, Fersen und an Zehen.

Border/Sacrum: Besteht aus flexiblem, selbsthaftendem Material und besitzt einen Kleberand.

Dosierungsform/Dosierungsanleitung: Vor der Anwendung sollten die Wunden sorgfältig mit steriler Ringerlösung gespült und anschließend die Wundränder mit einer sterilen Kompresse gut getrocknet werden. Häufigkeit des Verbandwechsels individuell.

5.4.6 Polymere/Hydropolymere Schaumstoffverbände, Cavity-Polyurethanschäume

- Semipermeabler Polyurethan-/Polyvinylalkoholschwamm.
- Feuchtigkeitsretention.
- Adhäsiv/nicht adhäsiv.

Anwendungsgebiet

- Sekretabsorption.
- Feuchtigkeitsretention.
- Vakuumversiegelung.

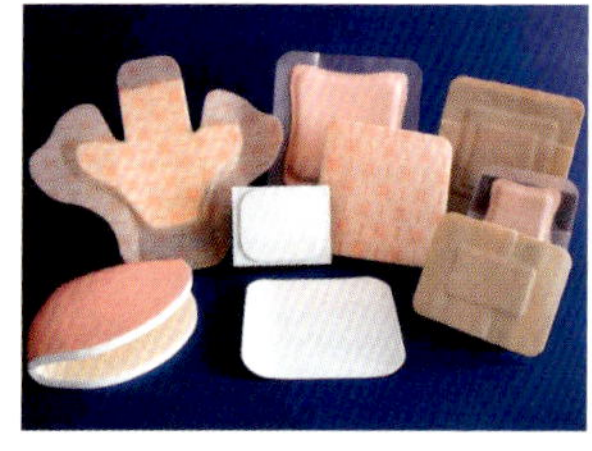

Charakteristik

Cavity-Polyurethanschäume

Diese feinporigen Schäume haben ein hohes Absorptionsvermögen für Wundsekret. Sie können passend zugeschnitten werden und sind gut zum Tamponieren bei größeren Defektwunden mit starker Sekretion geeignet. Da sie stark aufquellen und so ihr Volumen vergrößern, sollte nur ca. $^{2}/_{3}$ der Wundfläche tamponiert werden.

Polyurethanschäume/Hydropolymerverbände

Diese Wundauflagen bestehen aus einem feinporigen Polyurethanschaumkissen und enthalten zum Teil Superabsorber. Einige quellen auf, ohne dabei ein Gel zu bilden. Polyurethanschäume sind mit/ohne Klebefläche und als Cavity-Produkte (siehe unterminierte Wunden) erhältlich. Sie können viel Wundsekret aufnehmen und kommen deshalb bei stark bis mäßig sezernierenden Wunden zum Einsatz. Zusätzlich absorbieren sie Zelltrümmer und Bakterien und schützen vor traumatischen Einwirkungen und Infektionen. Bei begleitender Kompressionstherapie ist ein Einsatz gut möglich, da hier das überschüssige Wundsekret in die Schaumstruktur eingeschlossen wird. Bei problematischer Umgebungshaut empfiehlt es sich, dieses Produkt ohne Klebefläche anzuwenden.

Polyurethanschäume setzen einen starken Granulationsreiz und können je nach Sekretion bis zu sieben Tage auf der Wunde verbleiben. Sie sind als Primär- und Sekundärabdeckung einsetzbar. (Quelle: http://www.md-institute.com/cms/ressorts/pflegewissen/wundinfektionen-wundauflagen/Moderne-Wundauflagen-unterstuetzen-Heilungsprozess.pdf).

Weitere Produkte

Produkt	Bezeichnung
Tielle	• Plus • Lite
Allevy	• Thin • Adhesive • Plus adhesive • Cavity • Plus cavity • Compression
Askina	• Touch • Heel
Curafoam	
DracoFoam	
Hydrafoam	
Mepilex	• Border • Lite • Transfer
PermaFoam	
Sterisorb	
Suprasorb P	Polyurethan-Schaumverband
Syspur-derm	

Mepilex® silikonbeschichteter Schaumverband steril
nicht apothekenpflichtig

Anwendungsgebiete: Alle Verbände sind für eine Vielzahl von exsudierenden Wunden, wie z. B. Bein- und Fußgeschwüre (Ulcus cruris), Druckgeschwüre (Dekubitus) sowie für traumatische und sekundär heilende Wunden geeignet. Sie können auch zum Schutz geschädigter und verletzlicher Haut eingesetzt werden. Mepilex und Mepilex Border: Für mittel bis stark exsudierende Wunden. Mepilex Transfer: Für nicht bis wenig exsudierende Wunden oder für stark bis sehr stark exsudierende Wunden in

Kombination mit einem Deckverband, besonders gut geeignet für großflächige Hautdefekte. Mepilex Lite: Für nicht bis leicht exsudierende Wunden.

Anwendungsbeschränkungen: Medizinische Anzeichen einer Infektion, oxidierende Substanzen.

Dosierungsform/Dosierungsanleitung: Mindestens 2 cm überlappend auf die trockene wundumgebende Haut applizieren. Wunde wie gewohnt reinigen und Wundumgebung trocknen. Schutzfolie entfernen und haftende Seite auf die Wunde applizieren, dabei Verband nicht überdehnen. Falls erforderlich, zusätzlich fixieren. Die Verbände können, je nach Zustand der Wundsituation und -umgebung, mehrere Tage auf der Wunde verbleiben.

Verschiedene Formen:

Mepilex® Border: Selbsthaftender, silikonbeschichteter Schaumverband, steril.

Mepilex® Lite: Dünner, silikonbeschichteter Schaumverband, steril.

Mepilex® Transfer: Drainagefähiger, silikonbeschichteter Schaumverband, steril.

TIELLE Plus und TIELLE Borderless

nichthaftender Hydropolymerverband

nicht apothekenpflichtig

Arzneizusammensetzung: Alle Bestandteile – mit Ausnahme des Superabsorbers – sind aus Polyurethan. Der Superabsorber ist ein Vlies aus Viskose-Acrylatfasern. Diese nehmen überschüssige Flüssigkeit auf – bis zum 300-fachen ihres Eigengewichts – und geben diese als Wasserdampf über die semipermeable, bakterienabweisende Schutzschicht nach außen ab.

Anwendungsgebiete: Eignet sich zur Behandlung von mäßig

bis stark exsudierenden Wunden, wie sie bei Dekubitus oder Ulcus cruris vorkommen. Es kann auch unter einem Kompressionsverband problemlos angewandt werden.

Hinweise: *TIELLE Plus* und *TIELLE Borderless* sind nichthaftende Hydropolymerverbände für die reizfreie Therapie von Patienten mit empfindlicher oder sensibilisierter Wundumgebung. Sie eignen sich auch hervorragend zur Abdeckung von PROMOGRAN und ACTISORB. Ermöglicht wird dies durch die Verwendung eines Polyurethanschaum-Wundkissens und dem bewussten Verzicht auf eine Haftschicht. Auch *TIELLE Plus Borderless* kann unter einem Kompressionsverband angewandt werden. *TIELLE Plus* sorgt für ein feuchtes Wundheilungsmilieu, das den Wundheilungsprozess unterstützt und die besten Bedingungen für eine schnelle Granulation der Wunde schafft. Die Wunde ist durch die Halbdurchlässigkeit des Verbands optimal geschützt. Sie bleibt feucht, kann atmen und gleichzeitig wird sie vor einer Infektion durch Bakterien geschützt. Die Restfeuchtigkeit, die auf der Wunde verbleibt, ist notwendig, um die Selbstheilungskräfte zu unterstützen und einen schnelleren Heilungserfolg zu erzielen. Das führt zunächst zu einer geringfügigen Vergrößerung der Wunde. Das ist aber vor der eigentlichen Granulationsphase normal.

Dosierungsform/Dosierungsanleitung: Die Wunde muss entsprechend ihres Zustands vorbereitet werden. Ist die Wunde sauber und frei von nekrotischem (abgestorbenem) Gewebe, muss zwischen den Verbandwechseln mit *TIELLE Plus* und *TIELLE Plus Borderless* nicht gespült werden. Die Wundumgebung muss trocken sein. Beim Anlegen von *TIELLE Plus* muss die richtige Größe gewählt werden. Das Wundkissen muss ein Zentimeter der Wunde überragen. Die Schutzfolie wird wie ein Pflaster entfernt und appliziert. Danach streicht man den Kleberand, der auf der gesunden Haut aufliegen sollte, mit der Hand glatt. Zur Therapie mit *TIELLE Plus Borderless* ist ein Sekundärverband zur Fixierung notwendig. Der Zeitpunkt des Verbandwechsels hängt von der Menge der Exsudation ab. *TIELLE Plus* und *TIELLE Plus Borderless:* Bei mäßiger Exsudation Verbandwechsel alle vier bis sieben Tage, bei starker Exsudation Verbandwechsel täglich bzw. bis zu vier Tage. Der Verbandwechsel sollte erfolgen, wenn Exsudat den Rand der Schauminsel erreicht. Die sezernierte Exsudatmenge beeinflusst die Häufigkeit des Verbandwechsels: Bei mäßiger Exsudation kann der Verband vier bis sieben Tage verweilen, starker Exsudation ein bis vier Tage.

TenderWet®/ 24 Wundauflage *nicht apothekenpflichtig*

Arzneizusammensetzung: Mehrschichtige, kissenförmige Wundauflage, die als zentralen Bestandteil einen superabsorbierenden Saug-Spülkörper enthält.

Anwendungsgebiete: Wundauflage, die bei infizierten Wunden eingesetzt werden kann. Die Nasstherapie mit *TenderWet 24* ist vor allem dann angezeigt, wenn die Wundverhältnisse eine aktive Wundreinigung und Unterstützung bei der Wundkonditionierung erfordern, beispielsweise bei schlecht heilenden Wunden mit starker Exsudation, bei klinisch manifest infizierten Wunden oder bei chronischen Wunden unterschiedlichster Genese, wie diabetische Gangrän, Dekubitalulcus oder Ulcus cruris. Zum Austamponieren tiefer Wunden ist die Standardaufmachung *TenderWet* indiziert. Zur Aktivierung der Kompressen steht die isotone Lösung *TenderWet Solution* zur Verfügung.

Hinweise: Die Kompressen werden vor der Anwendung mit einer entsprechenden Menge Ringerlösung aktiviert, die dann bis zu 24 Stunden lang kontinuierlich an die Wunde abgegeben wird. Durch die permanente Zufuhr von Ringerlösung werden Nekrosen aktiv aufgeweicht und abgelöst.

Gleichzeitig wird aber auch keimbelastetes Wundexsudat zuverlässig in den Saugkörper aufgenommen und gebunden. Dieser Austausch funktioniert, weil der Supersaugstoff eine höhere Affinität für proteinhaltige als für salzhaltige Lösungen besitzt und das Wundexsudat somit die Ringerlösung aus dem Wundkissen verdrängt. *TenderWet 24* erneuert so den Film von Ringerlösung im Wundgebiet über Stunden und absorbiert gleichzeitig Keime, freiwerdenden Detritus und Toxine. Die Wunde wird *gespült* und schnell gereinigt.

Die physikalischen Eigenschaften des Superabsorbers in Kombination mit dem äußeren Hüllgestrick des Wundkissens verleihen *TenderWet 24* außerdem eine hohe Plastizität. Der für den Flüssigkeitsaustausch erforderliche direkte Kontakt mit dem Wundgrund ist somit gewährleistet.

In der Granulationsphase tragen die Feuchtigkeit sowie die in der Ringerlösung enthaltenen Elektrolyte wie Natrium, Kalium und Calzium zur Förderung der Zellproliferation bei.

Dosierungsform/Dosierungsanleitung: Zum Tamponieren tiefer Wunden sollte die Standardaufmachung *TenderWet* verwendet werden, da sie keine feuchtigkeitsabweisende Schicht besitzt und so rundum den Flüssigkeitsaustausch ermöglicht. Der Feuchtigkeitsvorrat dieser Kompressen reicht etwa zwölf Stunden. Ein Austrocknen der Wunde soll verhindert werden. *TenderWet 24* ist in der Lage, die Ringerlösung ca. 24 Stunden dosiert an die Wunde abzugeben. Der Verband sollte folglich einmal täglich gewechselt werden.

Mepitel® Silikonwundauflage steril *nicht apothekenpflichtig*

Arzneizusammensetzung: Eine Wundauflage enthält: Polyamidnetz, Silikon.

Anwendungsgebiete: Zur Behandlung von schmerzhaften

Wunden, Hautabschürfungen, chirurgischen Inzisionen, Verbrennungen bis zweiten Grades, Bläschenbildung, Risswunden, Fixierung von Hauttransplantaten, diabetischer Ulcera, venöser und arterieller Ulcera.

Vorsichtsmaßnahmen: Bei Verwendung zur Fixierung von Maschentransplantaten unnötige Kompression über den Verband vermeiden. Blutende Wunden oder Wunden mit hoher Exsudatviskosität: *Mepitel* mit feuchtem absorbierenden Wundverband abdecken, Wunde stets auf Infektionsanzeichen überwachen.

Dosierungsform/Dosierungsanleitung: Verbandgröße so wählen, dass an den Wundrändern ein Zentimeter übersteht. Die wundumgebende Haut muss trocken sein. Schutzfolie entfernen und auf gesäuberte Wunde applizieren und leicht auf der wundumgebenden Haut festdrücken. Über bzw. unter dem Verband können Steroide, antibakterielle Cremes oder Salben und Hydrogele verwendet werden. Mit absorbierendem Sekundärverband bedecken. Ist die Absorptionskapazität des Sekundärverbands erreicht, ist dieser zu wechseln und *Mepitel* auf der Wunde je nach Zustand ggf. mehrere Tage zu belassen. Verwendung als Fixation von Hauttransplantaten oder zum Schutz vor Blasenbildung.

5.4.7 Semipermeable Wundfolien

Semipermeable Transparentfolien

Semipermeable Transparentfolien sind sowohl als primäre Wundabdeckung in steriler Form als auch zur Fixierung von anderen Wundauflagen in unsteriler Form von der Rolle erhältlich. Da die halbdurchlässige Folie durchsichtig ist, ist eine gute Wundbeobachtung möglich. Ihre Hauptaufgabe ist, eine Keimbarriere darzustellen. Die Folie ist durchlässig für eine gewisse Menge an verdunstender Feuchtigkeit, sie selbst nimmt aber keinerlei Sekret auf. Die Selbstständigkeit des Patienten beim Duschen und Baden bleibt somit erhalten. Beim Ablösen der Transparentfolie wird sie parallel zur Haut überdehnt und mit der anderen Hand unterhalb der Wunde festgehalten. Auf diese Weise ist ein atraumatischer Verbandwechsel möglich. Die Verweildauer beträgt bis zu sieben Tage.

Weitere Produkte

Produkt	Bezeichnung
Askina Derm	
Hydrofilm	
Mefilm	
Optiskin	Film
Opsite	Flexigrid
Polyskin	
Suprasorb F	
Tegaderm	

Suprasorb® F Folienwundverband *nicht apothekenpflichtig*

Arzneizusammensetzung: Enthält Polyurethanfilm mit hautfreundlichem Polyacrylatkleber, abgedeckt mit silikonisiertem Papier.

Anwendungsgebiete: Schwach sezernierende und oberflächliche Wunden zum Schutz von frischem Epithelgewebe, als Sekundärverband, z. B. für Alginate.

Gegenanzeigen: Nicht bei infizierten, tiefen und stark sezernierenden Wunden verwenden.

5.4.8 Hyaluronsäure interaktive Wundauflagen

Das Biopolymer Hyaluronsäure ist ein wichtiger Bestandteil des körpereigenen Bindegewebes. Es wird u. a. bei schwer heilenden chronischen Wunden, zur Wundkonditionierung vor Transplantationen und tiefen, unterminierten Wunden eingesetzt. Hyaluronsäure unterstützt die Vermehrung von Fibroblasten sowie Keratinozyten und fördert die Kollagensynthese. Beim Kontakt mit Wundexsudat bildet Hyaluronsäure ein Gel, welches das Gewebe schützt. Diese Wundauflage ist als Tamponade, Kompresse, Granulat und Spray erhältlich. Je nach Produkt wird das entstandene Gel entweder vom Körper resorbiert oder muss herausgespült werden. Die Verweildauer beträgt ein bis drei Tage. Eine Sekundärabdeckung ist erforderlich (Quelle: Wundversorgung: Indikation und Anwendung 3338 Geriatrie Journal 4/05).

Hyalofill® Hyaluronsäureverband *nicht apothekenpflichtig*

Arzneizusammensetzung: Bioregulationsverband mit natürlichen Bestandteilen menschlicher Haut (Hyaluronsäure).

Anwendungsgebiete: Zur Behandlung aller schwer heilenden und therapieresistenten Wunden: Chronische Wunden wie Ulcus cruris, Dekubitus und diabetischen Geschwüren, akuten Wunden wie chirurgischen, posttraumatischen und postoperativen Wunden.

Hyalofill®-F: Als Kompresse für oberflächlichen Wunden.

Hyalofill®-R: Als Tamponade für tiefe Wunden oder Wundhöhlen.

Dosierungsform/Dosierungsanleitung: Wunde reinigen und trocknen. Direkt auf den Wundgrund aufbringen, abdecken und fixieren. Der Verband kann in der Wunde verbleiben und muss nicht ausgespült werden.

5.4.9 Hydrofiber-Verbände

Aquacel® Hydrofiber-Verband *nicht apothekenpflichtig*

Arzneizusammensetzung: Hydrofiber®-Verband aus 100 % Natriumcarboxymethylcellulose.

Anwendungsgebiete: Zur Behandlung aller mäßig bis stark nässenden Wunden: Chronische Wunden wie Ulcus cruris, Dekubitus und diabetische Geschwüre; akute Wunden wie postoperative und traumatische Wunden, z. B. Verbrennungen ersten und zweiten Grades; Wunden mit sekundärer Wundheilung.

Dosierungsform/Dosierungsanleitung: Wunde reinigen und trocknen. Größe der Wunde bestimmen und Verband so applizieren, dass er die Wundränder ca. zwei Zentimeter überlappt. Verband kann bis zu sieben Tage auf der Wunde belassen werden.

5.4.10 Silberhaltige Auflagen

Silberhaltige Wundauflagen

Es gibt verschiedene Formen silberhaltiger Wundauflagen: Alginate, Schäume bzw. Cavity-Schäume zum Tamponieren, Hydrofaser, Wundgaze, Hydrokolloide und speziell silberbeschichtete Auflagen. Die ihnen allen gemeinsame Funktion ist die Abgabe von elementarem Silber oder Silberionen an die Wunde. Silber hat eine bakterizide Wirkung (auch gegen MRSA, VRE) und tötet ebenfalls erfolgreich Viren und Pilze ab. Bisher ist keine Resistenzentwicklung gegenüber Silber beobachtet worden. Einige dieser Produkte dürfen nicht auf infizierten, sondern nur auf infektionsgefährdeten Wunden angewendet werden (siehe Beipackzettel). Zum Teil kann es beim Einsatz dieser Wundauflage durch die Silberfreisetzung zu vorübergehenden Schwarzfärbungen der Wunde kommen. Dadurch wird die Wundbeobachtung bzw. -beurteilung erschwert. Die Verweildauer beträgt je nach

Produkt ein bis sieben Tage. Bei einigen Auflagen ist eine Sekundärabdeckung erforderlich.

Aktivkohleauflage mit Silber

Eine Aktivkohleauflage mit Silber kombiniert die bakterizide Wirkung des Silbers mit der geruchs- und toxinbindenden Eigenschaft der Aktivkohle. Das Produkt besteht aus einer Vliesstoffumhüllung, in der ein mit elementarem Silber beschichtetes Aktivkohlegewirk eingeschlossen ist. Im Gegensatz zu silberhaltigen Wundauflagen wird hier kein freies Silber an die Wunde abgegeben. Die Keime und Bakterien wandern in die Wundauflage und werden hier durch das enthaltende Silber erfolgreich abgetötet. Diese Wundauflage hat eine Verweildauer von bis zu drei Tagen und erfordert einen Sekundärverband als Abdeckung.

Weitere Produkte

Produkt	Bezeichnung
Actisorb Silver 220	
Acticoat	• Acticoat 7 • Absorbent
Atrauman Ag	
Contreet	• Hydrokolloid • Schaumverband
Askina Calgitrol Ag	
Aquacel AG	

Actisorb® Silver 220 Silber-Aktivkohle-Auflage
nicht apothekenpflichtig

Arzneizusammensetzung: Ein Verband (9,5 × 6,5 cm) enthält: Aktivkohle 0,35 g, imprägniert mit elementarem Silber 0,77 mg (= 0,22 %).

Weitere Bestandteile: Polyamid-Vlies-Umhüllung.
Anwendungsgebiete: Infizierte, infektionsgefährdete, oberflächliche und tiefe Wunden, wie z. B. beim Dekubitus, Ulcus cruris, Diabetischem Fuß und bei anderen chronischen Wunden.
Dosierungsform/Dosierungsanleitung: Auf die betroffenen Wundpartien direkt auflegen, bei tiefen Wunden oder Wundtaschen/-höhlen in Form einer Tamponade applizieren. Vor der Anwendung kann die Auflage mit Ringer- oder NaCl-Lösung angefeuchtet werden.

Überblick über den Einsatz von Wundauflagen

Wundauflagetyp (Handelsnamen)	Reinigungsphase				Granulations-phase	Epithelisie-rungsphase
	blutend	exudativ	belegt	infiziert		
Saugkompressen z. B.: ES-Kompressen	▲	■	●	●		
Imprägnierte Gazen, z. B.: Atrauman, Grassolind	▲	▲				
Kohlekompressen, z. B.: Askina Carbosorb				■		
Alginate, z. B.: Suprasorb A, Trionic	■	■	▲	■	▲	
Hydrofiber, z. B.: Aquacel	▲	■			▲	
Hydrogele, z. B.: Nu-Gel, Elasto-Gel			■		■	▲
Hydrokolloide, z. B.: Traumasiv, Comfeel plus		▲	▲		■	▲
Hydropolymere, Schaumstoffe, z. B.: Askina Heel, Mepilex		■	▲	●	▲	

Wundauflagetyp (Handelsnamen)	Reinigungsphase blutend	Reinigungsphase exudativ	Reinigungsphase belegt	Reinigungsphase infiziert	Granulationsphase	Epithelisierungsphase
Semipermeable Wundfolien, z. B. OpSite, Hydrofilm						■
Nasstherapeutika, z. B.: TenderWet			■	■	▲	
Silberhaltige Wundauflagen, z. B.: Actisorb, Atrauman Ag				■		

Tabelle: Anette Vasel-Biergans

■ = bevorzugt ▲ = eingesetzt ● = möglich, aber mit Einschränkungen

Alle Wundauflagen im Überblick

Wundauflage	Produktname	Beschreibung
Hydrokolloide	Algoplaque	• Film
	Hydrocoll	
	CombiDERM	Kombinierter Wundverband
	Traumasive	
	Askina	• Biofilm Transparent • Hydro
	Comfeel Plus	• Paste und Puder
	DracoHydro	
	Nu-Derm	
	Suprasorb H	
Alginate	Trionic	Calciumalginat
	Sorbalgon	Calciumalginat
	Suprasorb A	Calciumalginat
	SeaSorb Soft	Calcium-Natrium-Alginat
	Urgosorb	Zusatz von Carboxymethylcellulose
	Kaltostat	Calcium-Natrium-Alginat
	Curasorb	Calciumalginat
Polymere/ Hydropolymere Schaumstoffverbände	TIELLE	• Plus • Lite
	Allevy	• Thin • Adhesive • Plus adhesive • Cavity • Plus cavity • Compression
	Askina	• Touch • Heel

Wundauflage	Produktname	Beschreibung
Polymere/ Hydropolymere Schaumstoffverbände (Fortsetzung)	Curafoam	
	DracoFoam	
	Hydrafoam	
	Mepilex	• Border • Lite • Transfer
	PermaFoam	
	Sterisorb	
	Suprasorb P	PU Schaumverband
	Syspur-derm	
Hydrogele	Nu-Gel	
	Hydrosorb	• Gel Verband • Gel Verband mit Fixierfolie
	Curafil	Amorphes Gel
	ApoCure	Hydrogel
	Intrasite-Gel	
	Purilon® Gel	
	CURAGEL	Hydrogelverband
	Suprasorb G	• Gel-Kompresse • Amorphes Gel
	Akina Gel	
Imprägnierte Wundgazen	Atrauman	Imprägnierte Wundgaze
	Adaptic	Imprägnierte Wundgaze
	Cuticerin	Imprägnierte Wundgaze
	DracoTül	Imprägnierte Wundgaze, hydroaktiv
	Grassolind	Imprägnierte Wundgaze
	Oleo Tüll	Imprägnierte Wundgaze
	Sofra-Tüll Sine	Imprägnierte Wundgaze
	Vaselitulle	Imprägnierte Wundgaze
Kollagene Wundauflagen	Catrix	
	Promogran	
	Suprasorb C	
	Nobakoll	
Semipermeable Wundfolien	Askina Derm	
	Hydrofilm	
	Mefilm	
	Optiskin	Film
	Opsite	Flexigrid
	Polyskin	
	Suprasorb F	
	Tegaderm	
Silberhaltige Auflagen	Actisorb Silver 220	
	Acticoat	• Acticoat 7 • Absorbent
	Atrauman Ag	
	Contreet	• Hydrokolloid • Schaumverband
	Askina Calgitrol Ag	
	Aquacel AG	

Haut-, Wund- und Händedesinfektion

6

6.1 Antiseptika

Antiseptika dienen der Wunddesinfektion. Sie werden direkt aufgetragen.

Bepanthen® Antiseptische Wundcreme *apothekenpflichtig*

Arzneizusammensetzung: 1 g Creme enthält: Chlorhexidingluconat 0,005 g, Dexpanthenol 0,05 g.
Weitere Bestandteile: Macrogolstearat, Glycerolmonostearat, Cetomacrogol, Paraffin, Cetylstearylalkohol, Dimeticon, Glycerol, Hydroxyethylcellulose, gereinigtes Wasser.
Anwendungsgebiete: Antiseptische Behandlung von oberflächlichen Wunden (Riss-, Schürf-, Platz- und Kratzwunden), Verbrennungen ersten Grades.
Gegenanzeigen: Tiefe Wunden, Ulcus cruris. Nicht am Auge oder in unmittelbarer Augennähe anwenden.
Schwangerschaft: Nicht großflächig anwenden.
Stillzeit: Nicht großflächig anwenden, nicht im Bereich der Brust anwenden.
Bekannte Nebenwirkungen: In Einzelfällen Kontaktdermatiden. Gelegentlich kann ein vorübergehendes Brennen auftreten.
Dosierungsform/Dosierungsanleitung: Die Creme zweimal täglich dünn auf die Wunde auftragen.

Betaisodona® Lösung *apothekenpflichtig*
nicht für chronische Wunden zu verwenden

Arzneizusammensetzung: 100 ml enthalten: Povidon-Iod 10 g, enthält 11 % verfügbares Iod.
Weitere Bestandteile: Glycerol, Nonoxinol 9, Kaliumiodat, Natriummonohydrogenphosphat, Citronensäure, Natriumhydroxid, gereinigtes Wasser.

Anwendungsgebiete: Einmalig: Desinfektion der intakten äußeren Haut oder Antiseptik der Schleimhaut, wie z. B. vor Operationen, Injektionen, Biopsien, Punktionen, Blutentnahmen und Blasenkatheterisierungen.
Wiederholte, zeitlich begrenzte Anwendungsgebiete: Antiseptische Wundbehandlung, Verbrennungen, infizierte und superinfizierte Dermatosen. Zur hygienischen und chirurgischen Händedesinfektion.
Gegenanzeigen: Manifeste Schilddrüsenerkrankung.
Bekannte Nebenwirkungen: In Einzelfällen anaphylaktische Reaktion; bei längerfristiger Anwendung auf ausgedehnten Haut-, Wund- oder Verbrennungsflächen systematische Iod-Aufnahme möglich.
Wechselwirkungen: Silberhaltige Desinfektionsmittel: Wirkungsminderung durch Ausfällung möglich. Wirkung kann durch Reaktion mit Eiweiß und verschiedenen anderen organischen Substanzen, z. B. Blut- und Eiterbestandteilen, beeinträchtigt werden. Falsch-positive Ergebnisse verschiedener Diagnostika (Toluidin und Guajakharz); Störungen bei Schilddrüsenszintigrafie.
Dosierungsform/Dosierungsanleitung: Unverdünnt auf zu behandelnde Stellen auftragen und trocknen lassen.
Zu Spülungen, Waschungen verdünnt oder unverdünnt hinzugeben.
Zur Hautdesinfektion: Bei Talgdrüsenarmer Haut eine Minute Einwirkzeit, bei talgdrüsenreicher Haut mindestens zehn Minuten Einwirkzeit; Haut feucht halten.
Händedesinfektion: hygienische: drei Milliliter unverdünnt eine Minute Einwirkzeit. chirurgische: zwei Mal fünf Milliliter unverdünnt fünf Minuten Einwirkzeit.

Braunovidon® Salbe *apothekenpflichtig*
nicht für chronische Wunden zu verwenden

Arzneizusammensetzung: 100 g enthalten: Povidon-Iod 10 g mit 10 % verfügbarem Iod.

Weitere Bestandteile: Macrogol 400, Macrogol 4000, gereinigtes Wasser, Natriumhydrogencarbonat.

Anwendungsgebiete: Antiseptikum bei geschädigter Haut, z. B. Decubitus, Ulcus cruris, oberflächlichen Wunden und Verbrennungen, infizierten und superinfizierten Dermatosen.

Gegenanzeigen: Manifeste Schilddrüsenerkrankung.

Dosierungsform/Dosierungsanleitung: Je nach Bedarf mehrmals täglich auf die erkrankte Stelle auftragen.

Hansaplast® medizinisches Spray Lösung
nicht apothekenpflichtig

Arzneizusammensetzung: 100 ml enthalten: Chlorhexidindigluconat 1 g.

Weitere Bestandteile: Isopropanol, gereinigtes Wasser.

Anwendungsgebiete: Zur lokalen antiseptischen Behandlung von oberflächlichen Hautverletzungen.

Gegenanzeigen: Großflächige tiefe Verletzungen, Schleimhäute, tiefe Wunden, Säuglinge.

Dosierungsform/Dosierungsanleitung: Die Lösung mehrmals bei Bedarf aus ca. zehn Zentimeter Entfernung auf die Wunde sprühen.

Lavasept® Konzentrat *apothekenpflichtig*

Arzneizusammensetzung: 100 ml enthaltene Polyhexanid 20,0 g, Macrogolum 4000 (PEG 4000}, Wasser.

Der Rezepturrohstoff Lavasept enthält Polyhexanidum in einer wässrigen PFQ 4000-Lösung. Die Konzentration des Rohstoffs

entspricht dem 500 – 1000-fachen der marktüblichen Anwendungskonzentration (0,1 – 0,2 % Lavasept Konzentrat entsprechen 0,02 – 0,04 % Polyhexanid).
Anwendungsgebiete: Antiseptikum. Als Lösung oder Gel auf Wunden anzuwenden.
Hinweise: Es handelt sich nicht um ein Fertigarzneimittel, sondern um einen Rohstoff. Die Verdünnung auf die gewünschte Anwendungskonzentration sollte mit geeigneten Lösungen, wie z. B. Ringerlösung ohne Lactat, physiologischer Kochsalzlösung etc., erfolgen. Bei der Herstellung von Gelen hat sich Hydroxyethylcellulose als Gel-Grundlage bewährt. Bei der Verdünnung mit anderen Lösungen ist auf Kompatibilität des kationischen Lavasept-Konzentrats mit den Verdünnungslösungen zu achten. Trübungen und Ausfällungen sollen vermieden werden. In der Kälte ausgefallenes Polyhexanid kann durch Erwärmen auf 60 °C wieder in Lösung gebracht werden.
Dosierungsform/Dosierungsanleitung: Für Salben, Pasten und wässrige Lösungen: 0,1 – 0,2 % Lavasept-Konzentrat (= 0,02 – 0,04 % Polyhexanid).

Octenisept® Lösung *apothekenpflichtig*

Arzneizusammensetzung: 100 g enthalten: Octenidin-2HCl 0,1 g, Phenoxyethanol 2 g.
Weitere Bestandteile: (3-Cocosfettsäureamidopropyl)dimethylazaniumylacetat, Natrium-D-gluconat, Glycerol 85 %, Natriumchlorid, gereinigtes Wasser, Natriumhydroxid.
Anwendungsgebiete: Wässriges Antiseptikum zur Schleimhaut- und Wundantiseptik.
Hinweise: Bakterien einschließlich Chlamydien und Mycoplasmen, Pilze und Hefen, Protozoen (Trichomonaden), Viren (Herpes simplex, HIV und HBV).

Dosierungsform/Dosierungsanleitung: Das Areal vollständig durch Tupfen oder Sprühen benetzen.

Prontosan® Lösung *apothekenpflichtig*

Arzneizusammensetzung: Sterile, wässrige Lösung. Enthält 0,1 % Undecylenamidopropyl-Betain, 0,1 % Polihexanid.
Anwendungsgebiete: Gebrauchsfertige polihexanid- und undecylenamidopropylbetainhaltige Lösung zur Reinigung, Befeuchtung und zum Feuchthalten von Wunden und Wundverbänden. Gewebeschonende Ablösung von Fibrinbelägen und Resten von Wundauflagen.
Dosierungsform/Dosierungsanleitung: Abreiben der Wunde mittels getränktem Tupfer oder Kompresse. Direkte Applikation aus der praktischen Spritzflasche (40 ml/350 ml). Tränken einer Kompresse und Verbleib von zehn bis 15 Minuten auf der Wunde zum Lösen des Biofilms. Dieser Effekt kann auch in Kombination mit der getränkten Wundauflage erzielt werden.

Repithel® Hydrogel *apothekenpflichtig*
nicht für chronische Wunden zu verwenden

Arzneizusammensetzung: 1 g enthält: Carbomer 15 mg, hydriertes (3-sn-Phosphatidyl)cholin 30 mg, Povidon-Iod 30 mg.
Weitere Bestandteile: Natriumhydroxid, Citronensäure, Dinatriumhydrogenphosphat, Kaliumiodat, gereinigtes Wasser.
Anwendungsgebiete: Grundsätzlich für Wunden unterschiedlichster Ursache geeignet. Besonders zur Behandlung von Wunden mit Infektionsrisiko.
Dosierungsform/Dosierungsanleitung: Ein- bis mehrmals täglich messerrückendick (etwa zwei Millimeter) gleichmäßig auf die geschädigte Stelle und die Wundränder auftragen. Bei Bedarf kann man anschließend einen Verband anlegen (z. B. Wundgaze).

TenderWet® Solution Isotonische Lösung Wundspülung *nicht apothekenpflichtig*

Arzneizusammensetzung: Isotone Lösung, pyrogenfrei. Zusammensetzung wie Ringer'sche Spüllösung. In gebrauchsfertigen Ampullen.

Anwendungsgebiete: Für die Nasstherapie mit *TenderWet 24* zur topischen Behandlung von Wunden, insbesondere solchen mit beeinträchtigter Heilungstendenz, z. B. Dekubitus, Gangrän und infizierte Wunden.

Dosierungsform/Dosierungsanleitung: Je nach Kompressengröße muss eine bestimmte Menge verwendet werden.

Durchmesser: 4 cm = 8 – 10 ml

Durchmesser: 10 cm = 60 ml

6.2 Hautdesinfektion

Die Hautdesinfektion dient der Vorbehandlung des zu behandelnden Areals, bei unbeabsichtigter Durchdringung der Haut (Verletzungsgefahr)!

Cutasept® F farblos *nicht apothekenpflichtig*

Arzneizusammensetzung: 100 g enthalten: Propan-2-ol 63 g.

Weitere Bestandteile: Benzalkoniumchlorid, gereinigtes Wasser. Cutasept G: Gelborange S (E 110), Chinolingelb (E 104), Brillantschwarz (E 151).

Anwendungsgebiete: Hautdesinfektion.

Gegenanzeigen: Anwendung unter Blutleere-Manschetten. Anwendung in unmittelbarer Nähe der Augen.

Bekannte Nebenwirkungen: Selten kann es zu leichten, diffusen Hautreizungen kommen, kontaktallergische Reaktionen möglich (Benzalkoniumchlorid).

Hinweise: Bakterizid, fungizid, tuberkulozid (Benzalkoniumchlorid), begrenzt viruzid; virusinaktionierend (HBV, HIV, Herpes Simplex-Virus 1, Rotaviren).
Dosierungsform/Dosierungsanleitung: Die zu desinfizierenden Hautflächen unverdünnt gründlich benetzen.
Einwirkzeiten: Bei talgdrüsenarmer Haut vor Punktionen und Injektionen mindestens 15 Sekunden, vor Punktionen von Gelenken, Körperhöhlen, Hohlorganen sowie operativen Eingriffen mindestens eine Minute; bei talgdrüsenreicher Haut mindestens zehn Minuten.

6.3 Händedesinfektion

Die Händedesinfektion ist Vorschrift der deutschen Hygieneverordnung und muss vor und nach jedem Patientenkontakt ausgeführt werden. Sie dient der Verminderung der Keimübertragung.

Kodan *nicht apothekenpflichtig*

Arzneizusammensetzung: 100 g Lösung enthalten: 45,0 g 2-Propanol, 10,0 g 1-Propanol, 0,20 g 2-Biphenylol*, Wasserstoffperoxid-Lösung 30 %. *Kodan® Tinktur Forte* gefärbt enthält zusätzlich die Farbstoffe E 104, E 110, E 151.
*) Hinweis zum 2-Biphenylol: Seit mehr als 100 Jahren werden Phenole als Wirkstoffe in Desinfektionsmitteln eingesetzt, da sie antimikrobielle Eigenschaften besitzen. Einer der wichtigsten Phenolkörper ist das 2-Biphenylol – ein Stoff, der u. a. von der World Health Organization (WHO) zur Konservierung von Zitrusfrüchten zugelassen ist und einen lebensmittelnah verwendeten Stoff darstellt. Dieses Phenol ist ausgesprochen gut umwelt-

verträglich und praktisch unbedenklich, solange die Anwendung entsprechender Präparate nach den Vorschriften erfolgt.
Anwendungsgebiete: Hautantiseptik: präoperativ vor Punktionen, Injektionen und Blutentnahmen, vor dem Legen eines Venenkatheters, vor Exzisionen, Kanülierungen und Biopsien; zur Wund und Nahtversorgung; zur hygienischen Händedesinfektion und zur Unterstützung allgemein-hygienischer Maßnahmen im Rahmen der Prophylaxe von Hautpilzerkrankungen.
Dosierungsform/Dosierungsanleitung: Unverdünnt anwenden. Hautdesinfektion: Hygienische: Mindestens 15 Sekunden. Die Hände müssen während der gesamten Einwirkzeit durch das konzentrierte Präparat feucht gehalten werden (mindestens drei Milliliter – 30 Sekunden). Chirurgische: fünf Milliliter – eineinhalb Minuten, Vorgang wiederholen. Bei talgdrüsenreicher Haut: Mindestens zehn Minuten. Begrenzt viruzid (inkl. HBV/HCV/HIV) und Rotavirus: 30 Sekunden; viruzid: Fünf Minuten.

Anästhesie

7

Oberflächenanästhetika werden bei lokal begrenzten Verbrennungen, Schürfwunden, Wundsein und zum oberflächlichen Betäuben bei empfindlicher Haut eingesetzt.

Lokalanästhesie

Anaesthesin® 5%/10%/20% Salbe *apothekenpflichtig*

Arzneizusammensetzung: 100 g enthalten: Benzocain 5g/10 g/20 g.
Weitere Bestandteile: Mittelkettige Triglyceride, Polysorbat 80, Softisan 649, Myristylmyristat, weißes Vaselin.
Anwendungsgebiete: Bei Herpes zoster, Ischialgie, Pruritus, Lumbago, Brandwunden, Wundsein, Sonnenbrand, Frostschäden, Insektenstiche, Hämorrhoiden.
Gegenanzeigen: Überempfindlichkeit gegenüber Alkyl-4-hydroxybenzoaten (Paragruppenallergie).
Bekannte Nebenwirkungen: Überempfindlichkeitsreaktionen (selten).
Dosierungsform/Dosierungsanleitung: Mehrmals täglich auf die betroffenen Hautstellen auftragen und einreiben.

EMLA® Creme *apothekenpflichtig*

Arzneizusammensetzung: 1 g enthält: Lidocain 25 mg, Prilocain 25 mg.
Weitere Bestandteile: Poly(oxyethylen)-54-hydriertes-rizinusöl, Carbomer 974P, Natriumhydroxid (zur pH-Wert-Einstellung), gereinigtes Wasser.
Anwendungsgebiete: Lokalanästhesie vor mechanischer Wundreinigung von Ulcus cruris, Blutentnahme und chirurgischen Eingriffen an der Hautoberfläche. Lokalanästhesie der Haut im Zusammenhang mit der Einführung von i.v. Kathetern, Lokal-

anästhesie der genitalen Schleimhaut bei kleineren chirurgischen Eingriffen an der Schleimhautoberfläche.
Gegenanzeigen: Applikation auf Wunden oder Schleimhäuten, außer zur Vorbereitung der Reinigung eines Ulcus cruris. Bei akuter Mittelohrentzündung für eine Parazentese oder anderen operativen Eingriffen im Gehörgang oder Innenohr, da eine Schädigung des Innenohrs nicht mit Sicherheit ausgeschlossen werden kann. Überempfindlichkeit gegenüber Lokalanästhetika vom Amid-Typ.
Anwendungsbeschränkungen: Aufgrund vorgeschädigter Haut bei atopischer Dermatitis kürzere Einwirkdauer (15 bis 30 Minuten). Frühgeburten, die vor der 37. Schwangerschaftswoche geboren wurden. Anwendung vor einer intracutanen Impfung mit Lebendimpfstoffen (z. B. Tuberkuloseimpfung), da eine Beeinträchtigung der Wirksamkeit des Lebendimpfstoffs nicht mit Sicherheit ausgeschlossen werden kann. Nicht-Lebendimpfstoffe werden in ihrer Wirksamkeit nicht gemindert. Anwendung in Augennähe (Reizung der Hornhaut möglich). Bei Säuglingen bis zu einem Jahr gleichzeitige Anwendung mit Methämoglobinbildnern vermeiden. Bei Kindern unter zwölf Jahren nicht auf genitaler Schleimhaut anwenden (ausgenommen Anwendung vor der Beschneidung). Patienten mit Methämoglobinämie oder Glukose-6-phosphat-Dehydrogenase-Mangel (wegen möglicher Induktion von Methämoglobinämie).
Schwangerschaft: Lidocain und Prilocain passieren die Plazenta.
Stillzeit: Substanz geht in die Milch über. Eine Schädigung des Säuglings ist bisher nicht bekannt.
Bekannte Nebenwirkungen: Gelegentlich anfangs leichtes Brennen oder Jucken, auch Wärmegefühl oder Missempfindungen an der behandelten Hautstelle. Lokale Hautreaktionen wie Blässe oder Rötung. Häufig Ödeme, in hohen Dosen Erhöhung

des Methämoglobinspiegels möglich. Selten allergische Reaktionen (bis zum anaphylaktischen Schock).

Wechselwirkungen mit anderen Mitteln: Erhöhung des Methämoglobinspiegels bei gleichzeitiger Gabe von anderen Methämoglobinbildnern (auch Lebensmittel!) möglich. Eine gleichzeitige Gabe sollte daher besonders bei Säuglingen bis zu einem Jahr vermieden werden. Hohe Dosis gleichzeitig mit anderen Lokalanästhetika oder strukturverwandten Substanzen verstärkt die systemische Toxizität.

Dosierungsform/Dosierungsanleitung: Eine dicke Cremeschicht wird auf die zu behandelnden Hautbezirke aufgetragen und mit einem Okklusivverband bedeckt. Vor Wundreinigung eines Ulcus cruris Creme 30 Minunten einwirken lassen. Danach sofort mit Wundreinigung beginnen. Höchstens zehn Mal zur Lokalanästhesie vor Ulcus cruris-Behandlung anwenden.

Bei Säuglingen zwischen drei bis zwölf Monaten sollte die Creme nicht länger als vier Stunden, bei Neugeborenen und Säuglingen bis zu drei Monaten nicht länger als eine Stunde auf der Haut verbleiben. Nach Applikation der maximalen Dosis bei Neugeborenen und Säuglingen bis zu drei Monaten sollte vor wiederholter Anwendung mindestens acht Stunden gewartet werden.

Zur Venenpunktion: Zwei Gramm Creme. Applikation mindestens eine Stunde, maximal fünf Stunden vor Eingriff. Bei chirurgischer Behandlung lokaler Läsionen und vor Injektionen von Lokalanästhetika fünf bis zehn Gramm Creme auftragen. Einwirkzeit fünf bis zehn Minuten, bei Zervikalkürettage zehn Minuten.

Instillagel® 6ml/11ml Steriles Gel *apothekenpflichtig*

Arzneizusammensetzung: 6ml/11ml enthalten: Lidocain-HCl

$1H_2O$ 125,4 mg/230 mg, Chlorhexidindigluconat 3,14 mg/ 5,75 mg, Methyl-4-hydroxybenzoat 3,7 mg/6,9 mg, Propyl-4-hydroxybenzoat 1,57 mg/ 2,87 mg.
Weitere Bestandteile: Hyetellose, Propylenglycol, gereinigtes Wasser, Natriumhydroxid.
Anwendungsgebiete: Gel zur Lokalanästhesie und zur Schleimhautdesinfektion, z. B. bei Katheterisierungen, Sondierungen (auch intraoperativ), alle Formen von Endoskopien, Wechsel von Fistelkathetern, Intubationen, auch bei Beatmung, zur Verhütung von iatrogenen Verletzungen an Rektum und Colon und in der Pädiatrie.
Schwangerschaft: Sehr strenge Indikationsstellung.
Stillzeit: Sehr strenge Indikationsstellung. Bis zu ca. zwölf Stunden nach der Verabreichung sollte daher nicht gestillt werden.
Bekannte Nebenwirkungen: Trotz erwiesener großer Sicherheitsbreite sind bei schweren Harnröhrenverletzungen unerwünschte Wirkungen durch Lidocain möglich. Als Gegenmaßnahme bei Blutdruckabfall, z. B. Epinephrin oder Dopamin i.v., bei Bradykardie z. B. Orciprenalin, bei Krämpfen z. B. kleine Dosis eines kurzwirkenden Barbiturates oder Suxamethonium. Propylenglycol kann Hautreizungen hervorrufen.
Wechselwirkungen mit anderen Mitteln: Pethidin: Dosisabhängige Toxizitätssteigerung von Lidocain (im Tierversuch).
Dosierungsform/Dosierungsanleitung: Urologische Anwendungsgebiete bei Katheterisierung: 6 ml oder 11 ml instillieren. Nach der üblichen Säuberung der Glans und des Orificium urethrae externum das Gel langsam in die Harnröhre instillieren und die Glans komprimieren, bis die lokalanästhetische und desinfizierende Wirkung eingetreten ist. Zur Desinfektion Gel gleichmäßig auf der Schleimhaut verteilen.

Xylocain® Pumpspray Lösung *apothekenpflichtig*

Arzneizusammensetzung: 1 Sprühstoß (ca. 100 mg) enthält: Lidocain 10 mg.

Weitere Bestandteile: Ethanol 95 % 24,1 mg, Macrogol 400, Saccharin, gereinigtes Wasser, Aromastoffe.

Anwendungsgebiete: Oberflächenanästhesie lokal begrenzter Schürfwunden und Verbrennungen. Zur Schleimhautanästhesie in HNO- und Zahnheilkunde.

Gegenanzeigen: Kardiogener und hypovolämischer Schock.

Anwendungsbeschränkungen: Für Kinder unter drei Jahren wird eine weniger konzentrierte Lidocainlösung empfohlen.

Schwangerschaft: Strenge Indikationsstellung.

Bekannte Nebenwirkungen: Kribbeln und taubes Gefühl im Mund- und Zungenbereich, erhöhte Geräuschempfindlichkeit, Heiserkeit (vereinzelt), metallischer Geschmack, Ohrensausen, Hyperkapnie, Mydriasis, Ödeme im Rachen- und Kehlkopfbereich (selten). Bei Anwendung im Mund-, Rachen- und Kehlkopfbereich durch Beeinträchtigung des Schluckreflexes und Taubheitsgefühl erhöhte Aspirationsgefahr und erhöhtes Risiko für Bissverletzungen. Mydriasis, Blutdruck- und Pulsanstieg, Desorientiertheit, Sprachstörung, Muskelzuckungen, Unruhe, Bewusstlosigkeit, Atemstillstand, Blutdruckabfall, Asystolie, Myokarddepression.

Wechselwirkungen mit anderen Mitteln: Verstärkung der unerwünschten Wirkungen bei gleichzeitiger Gabe anderer Lokal - anästhetika oder strukturverwandter Substanzen (z. B. Tocainid).

Hinweise: Gute Resorption an Wundflächen und auf Schleimhäuten, vor allem bei verletzten oder entzündeten Arealen.

Reaktionsvermögen: Um eine systemische Wirkung zu vermeiden, sind die maximalen Dosen unbedingt zu beachten.

Dosierungsform/Dosierungsanleitung: Die Maximaldosis für

Erwachsene mit normalem Körpergewicht (70 kg) entsprechen 20 Sprühstöße = ca. 200 mg. Für Kinder unter zwölf Jahren und Patienten mit reduziertem Allgemeinzustand beträgt die Maximaldosis 3 mg/kg Körpergewicht und soll im Einzelfall errechnet werden. Jeder Druck auf den Ventilkopf gibt jeweils ca. 100 mg Spray frei, worin ca. 10 mg Lidocain enthalten sind. Dosierungsvorschläge für die einzelnen Indikationsbereiche siehe Packungsbeilage. Sprühkanülen autoklavierbar (20 Minuten/120 °C).

Arzneimittel auf einen Blick

Oberflächenanästhesie	Anaesthesin®-Salbe 5 %/10 %/20 % Chloraethyl Dr. Henning® Glas Sprühflasche Spraydose * EMLA® Creme Instillagel® 6 ml/11 ml Steriles Gel Xylocain® Pumpspray Lösung

* nicht näher besprochen

8

Blutstillung/Hämostyptika

8.1 Einsatz von Hämostyptika

Hämostyptika werden eingesetzt, um die Blutstillung zu unterstützen. Dabei setzt man je nach Art der Verletzung verschiedene Hämostyptika ein.

1. Mittel zur Aktivierung der Gerinnungsfermente
   - Clauden®
   - Beriplast® (rezeptpflichtig).
2. Mittel zur Aufnahme extravaskulären Bluts
   - Gelaspon®
   - Hemocol®
   - Stypro steril®
   - Tabotamp®
3. Mittel zur Koagulation der Zelleiweiße
   - Albothyl® Konzentrat Lösung
   - sauer reagierende Salze
   - Säuren.

8.2 Mittel zur Aktivierung der Gerinnungsfermente

Beriplast® P Combi-Set 0,5/1/3 ml Fibrinkleber-Set
Trockensubstanzen und Lösungsmittel zur lokalen Anwendung
rezeptpflichtig

Arzneizusammensetzung: 1 Combi-Set I bestehend aus 1 Flasche enthält: Fibrinogen 32,5 – 57,5 mg/65 – 115 mg/195 – 345 mg, Blutgerinnungsfaktor XIII 20 – 40 E./40 – 80 E./120 – 240 E.
Weitere Bestandteile: Arginin-HCl, Isoleucin, Natriumhydrogenglutamat $1H_2O$, Natriumchlorid, Natriumcitrat $2H_2O$ herstellungsbedingt: Human-Albumin: 2,5 – 7,5 mg/5 – 15 mg/15 – 45 mg.

Arzneizusammensetzung: 1 Flasche (0,5 ml/1 ml/3 ml) enthält: Aprotinin-Lösung 500 KIE/1000 KIE/3000 KIE.
Weitere Bestandteile: Natriumchlorid, Wasser für Injektionszwecke.
Arzneizusammensetzung: 1 Combi-Set II bestehend aus 1 Flasche enthält: Human-Thrombin 200 – 300 I.E./400 – 600 I.E./ 1200 – 1800 I.E.
Weitere Bestandteile: Natriumcitrat $2H_2O$, Natriumchlorid.
Arzneizusammensetzung: 1 Flasche enthält: Calciumchlorid-Lösung (40 mM) 0,5 ml/1 ml/3 ml.
Weitere Bestandteile: Wasser für Injektionszwecke.
Anwendungsgebiete: Nahtsicherung, Blutstillung, Wundversorgung sowie Abdichtung von Körperhöhlen und Liquorraum, Gewebeklebung, endoskopische Behandlung blutender gastroduodenaler Ulcera.
Gegenanzeigen: Starke arterielle und starke venöse Blutungen. Überempfindlichkeit gegen Rindereiweiß.
Hinweise: Durch Hitzebehandlung in wässriger Lösung (zehn Stunden bei 60 °C) werden DNS- und RNS-Viren inaktiviert. Neben den vorgeschriebenen serologischen Tests bei jeder Einzelspende werden alle Plasmapools NAT/PCR getestet. Das Übertragungsrisiko einer Hepatitis Non A/Non B ist aufgrund des Herstellungsverfahrens sehr gering. Fibrinogenkonzentrat- und Thrombin-Lösung dürfen nur lokal angewendet werden. Kann auch submukös zur Blutstillung und Wundversorgung angewendet werden. Darf nicht intravasal angewendet werden!
Dosierungsform/Dosierungsanleitung: Die Dosis richtet sich nach dem Ausmaß der zu beschichtenden Oberfläche bzw. dem Volumen des auszufüllenden Defekts.

Clauden® Watte *nicht apothekenpflichtig*

Arzneizusammensetzung: Die Verbandwatte wird durch ein Spezialverfahren mit Clauden-Pulver, Clioquinol und Glycerol 85 % imprägniert. Besteht aus Clauden-Pulver, Clioquinol, Glycercol 85 %, Verbandwatte aus 50 % Baumwolle, 50 % Viskose.
Anwendungsgebiete: Die Imprägnierung mit Clauden-Pulver, Clioquinol und Glycerol 85 % verhindert das Verkleben der Watte mit dem Wundgewebe.
Dosierungsform/Dosierungsanleitung: Watte auf die Wunde bringen.

8.3 Mittel zur Aufnahme extravaskulären Bluts

Gelaspon® Strip/Schwamm *apothekenpflichtig*

Arzneizusammensetzung: 100 mg enthalten: Gelatine (Schwein) 100 mg.
Anwendungsgebiete: Tamponade von chirurgischen Wunden, lokale Blutstillung, Auffüllung von Gewebedefekten bei operativen Eingriffen oder Zahnextraktion und Wundversorgung oberflächlicher Wunden und bei Ulcus cruris.
Gegenanzeigen: Infizierte Wunden bzw. Wundräume mit entzündlichen Sekreten, chirurgische Hautnähte.
Dosierungsform/Dosierungsanleitung: Ein der Größe und Form der Wunde entsprechendes Stück mit steriler Schere abschneiden und trocken oder angefeuchtet auflegen.

HEMOCOL® Resorbierbares Kollagenvlies *apothekenpflichtig*

Arzneizusammensetzung: 100 g enthalten: Kollagen mindestens 96,75 g aus Schweinekorium.
Anwendungsgebiete: Zur lokalen Blutstillung bei operativen

Eingriffen, wo herkömmliche Maßnahmen zur Blutstillung (Elektrokoagulation, Ligaturen) undurchführbar, unwirksam oder zeitraubend sind; venöse, kapillare, diffuse und flächig sickernde Blutungen.

Gegenanzeigen: Infizierte Wunden und gleichzeitiger Gebrauch von Methylmethacrylat-Klebern.

Dosierungsform/Dosierungsanleitung: Das Kollagenvlies wird flächig auf die Wunde aufgelegt. Bei stärkeren Blutungen können mehrere Vlieslagen übereinander benutzt werden.

stypro® steril Cubus Schwamm *apothekenpflichtig*

Arzneizusammensetzung: 100 mg enthalten: Gelatine vom Schwein (nach Ph. Eur.) 85 mg.

Weitere Bestandteile: 0,02 % freies Formaldehyd.

Anwendungsgebiete: Zum Auflegen auf Wunden mit größeren Gewebsdefekten, z. B. Brand-, chirurgische Wunden, blutende Verletzungen, Ulcera. Lokal anzuwendendes Haemostyptikum bei kapillaren, venösen, kleinen arteriellen und diffus sickernden Blutungen, wenn die Blutstillung mit konventionellen Methoden nicht möglich ist.

Gegenanzeigen: Infizierte Bereiche. Zementierte Endoprothesen. Verwendung von Knochenzement. In der osteosynthetischen Knochenchirurgie.

Anwendungsbeschränkungen: Bei Gerinnungsstörungen kann die hämostatische Wirkung aufgehoben bzw. vermindert werden.

Hinweise: Um die Hämostase nicht zu beeinträchtigen, Schwamm beim Einlegen in Körperhöhlen möglichst nicht zusammenpressen. Neurochirurgie: Gelatineschwamm nach erfolgter Blutstillung zur Vermeidung von Druck auf das umliegende Gewebe entfernen.

Dosierungsform/Dosierungsanleitung: Standard- und Spezialschwamm: Trocken oder angefeuchtet mit steriler physiologischer Kochsalzlösung auf die blutende Fläche applizieren.

TABOTAMP® Resorbierbares Haemostyptikum
nicht apothekenpflichtig

Arzneizusammensetzung: 1 Gazestreifen enthält: Oxidierte regenerierte Cellulose.

Anwendungsgebiete: TABOTAMP: Hilfsmittel bei chirurgischen Eingriffen, zur Stillung kapillarer, venöser und kleiner arterieller Blutungen, bei denen der Einsatz herkömmlicher Mittel wie Ligaturen nicht möglich oder erschwert ist.

TABOTAMP Nu-Knit: Zur Stillung stärkerer diffuser Blutungen, besonders geeignet in der minimalinvasiven Chirurgie. Schwerpunkte: Neurochirurgie, Herz-, Gefäß-, Thorax-, Allgemeinchirurgie.

TABOTAMP Fibrilar: Schwerpunkte: Neurochirurgie, Cardiovascular, endoskopische Anwendung.

Gegenanzeigen: Auspolstern und tamponieren. Anwendung an großen Arterien. Implantieren bei Frakturen. Nicht blutende, aber stark nässende Flächen.

Hinweise: TABOTAMP/Nu-Knit/Fibrilar sollte in jedem Fall vom Applikationsort entfernt werden, wenn es im Bereich von Knochen-Foramina, Knochenreduktionen, Wirbelsäule und/oder Sehnerven und Chiasma verwendet wird. Sobald TABOTAMP Fibrilar mit Blut in Kontakt gerät, erhält das Material einen durchscheinenden Effekt, wodurch der Verlauf der Blutung deutlich zu beobachten ist. Solange die Blutung anhält, müssen weitere Schichten aufgelegt werden. In dem Moment, da sich das Blut im Material nicht weiter ausbreitet, ist die Hämostase erfolgt und keine weitere Schicht nötig. Die Blutung ist erstmals optisch kontrollierbar, ohne dass das Haemostyptikum entfernt werden muss.

Dosierungsform/Dosierungsanleitung: TABOTAMP Nu-Knit wird in der erforderlichen Größe auf die blutende Stelle gelegt oder auf das Gewebe gedrückt, bis eine Blutstillung erreicht ist. Die erforderliche Menge richtet sich nach Art und Stärke der zu stillenden Blutung, wobei stets die geringste benötigte Menge zu verwenden ist. Die hämostyptische Wirkung von TABOTAMP kommt besonders bei trockener Anwendung zur Geltung. Anfeuchten des Materials mit Wasser oder physiologischer Kochsalzlösung wird nicht empfohlen.
TABOTAMP Fibrilar: Bei flachen, großen Wundoberflächen (z. B. Spalthautentnahmestellen) kann die Wundfläche einfach abgedeckt werden. Bei Verletzungen an parenchymalen Organen (Leber, Milz, Niere) kann es ebenfalls als Tamponade zur Anwendung kommen.

8.4 Mittel zur Koagulation der Zelleiweiße

Albothyl® Konzentrat Lösung *apothekenpflichtig*

Arzneizusammensetzung: 1 g enthält: Policresulen 360 mg.
Weitere Bestandteile: gereinigtes Wasser.
Anwendungsgebiete: Chirurgie und Dermatologie: Zur beschleunigten Abstoßung abgestorbenen Gewebes nach Verbrennungen, Reinigung und Anregung der Heilung (z. B. nach kleinflächigen Verbrennungen, Ulcus cruris venosum, Decubitus, bei chronischen entzündlichen Prozessen und bei Feigwarzen u. ä.). Blutstillung nach Biopsie und Entfernung von Gebärmutterpolypen. Blutstillung bei Sickerblutung.
Hals-, Nasen- und Ohrenheilkunde: Lokale Behandlung von Entzündungen der Mundschleimhaut und des Zahnfleischs sowie bei Bläschen der Mundschleimhaut. Blutstillung nach Mandeloperationen und bei Nasenbluten.

Gynäkologie: Lokale Behandlung von zervikovaginalen Entzündungen bzw. Infektionen und Gewebsdefekten (z. B. Fluor vaginalis und zervikalis infolge von Bakterien, Trichomonaden und Soor, Vaginitis, Cervicitis, Druckgeschwüren bei Pessarträgerinnen) sowie von Feigwarzen u. ä.. Lokale Behandlung von Portioektopie.

Anwendungsbeschränkungen: Gleichzeitige Anwendung anderer lokal anwendbarer Arzneimittel an der gleichen Behandlungsstelle.

Schwangerschaft: Strenge Indikationsstellung. Speziell im fortgeschrittenen Stadium der Schwangerschaft sollten Touchierungen des Gebärmutterhalses unterlassen werden.

Bekannte Nebenwirkungen: In manchen Einzelfällen lokale Reizungen zu Beginn der Behandlung. Aufgrund der hohen Acidität kann der Zahnschmelz angegriffen werden.

Hinweise: Nach der Behandlung von Mundschleimhaut und Zahnfleisch Mund gründlich spülen. Augen schützen. Zur Vermeidung von Oesophagus-Verätzungen ist zu beachten, dass die Lösung nicht verschluckt wird.

Dosierungsform/Dosierungsanleitung: Blutstillung: Unverdünntes Konzentrat ein bis zwei Minuten mithilfe eines getränkten Mulltupfers auf die blutende Stelle pressen.

Chirurgie und Dermatologie: Behandlung von kleinflächigen Verbrennungen, Ulcus cruris und Dekubitus.

Hals-, Nasen- und Ohrenheilkunde: Wundbehandlung im Mund- und Rachenraum: Konzentrat in einer Verdünnung von 1:5 verwenden.

Arzneimittel auf einen Blick

Mittel zur Aktivierung der Gerinnungsfermente	Beriplast® Clauden®
Mittel zur Aufnahme extravaskulären Bluts	Gelaspon® HEMOCOL® Medifome® stypro® steril TABOTAMP®
Mittel zur Koagulation der Zelleiweiße	Albothyl® Konzentrat

9

Granulationsgewebe

9.1 Die Entstehung von Granulationsgewebe

Die Entstehung von Granulationsgewebe (im Volksmund *Wildes Fleisch* genannt) hat heute die verschiedensten Ursachen. Auch bei der Behandlung gibt es kein *Nonplusultra*, sondern es ist ein Zusammenspiel vieler Faktoren.

Es wird hier kurz in Stichpunkten aufgezeigt, was es u. a. für Entstehungsarten gibt und es werden ein paar Möglichkeiten genannt, die man in der podologischen Behandlung anwenden kann.

9.2 Ursachen für Granulationsgewebe

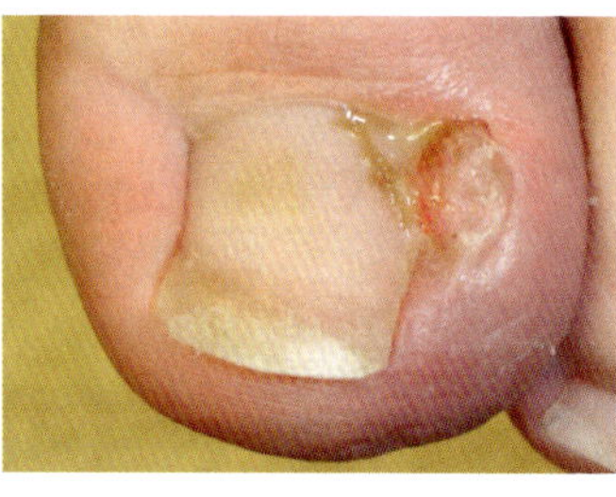

- Unguis incarnatus (eingewachsener Nagel): Der Grund ist oft das falsche Schneiden der Nägel oder eine traumatische Verletzung. Als Beispiel findet man dieses Bild auch häufig bei Jugendlichen, die ihre Nägel rund oder zu kurz schneiden.
- Verschiedene Nagelveränderungen, wie den Unguis convolutus (Roll- oder Zangennagel), Pincernail.
- Ein feucht-warmes Milieu, das oft beim Tragen von Turnschuhen entsteht. In diesem Zusammenhang sind oft Sportler oder Schüler betroffen. Eine schlechte Abdunstung fördert das Granulationsgewebe.
- Weitere Ursachen, wie Folgen einer Paronychie oder Deformierungen der Zehen bzw. des Fußes (Pes valgus).

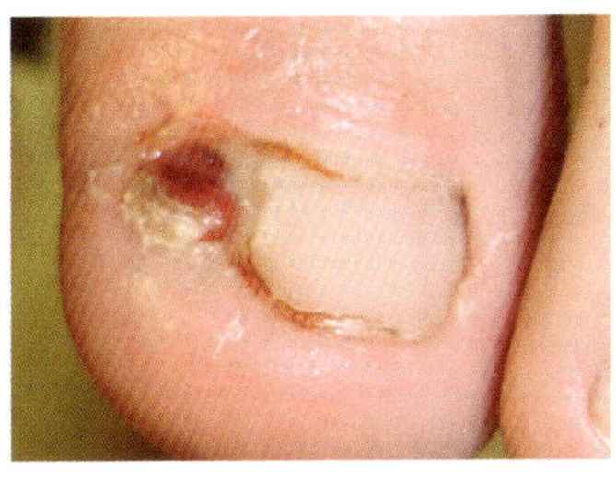

Das Gewebe ist oft nässend und blutet sehr leicht. Daher u. a. auch die Anwendung von austrocknenden Externa.

Wichtig ist, eine Abdunstung des Gewebes zu ermöglichen. Weitere Wunderweichungen müssen vermieden werden, dies führt zu einer Verstärkung des Granulationsgewebes.

9.3 Behandlungsverfahren

Hier werden einige Beispiele aufgezählt und erläutert. Oft zählt die eigene Erfahrung mit verschiedenen Methoden.

Anwendung finden verschiedene Formen von Kaustika (Ätzmittel), wie z. B.

- Albothyl®,
- Alaun,
- Silbernitrat,
- Kaliumpermanganat-Lösungskonzentrat 1 % aus der Apotheke. Die Lösung muss 1:100 bis 1:1000 verdünnt werden.

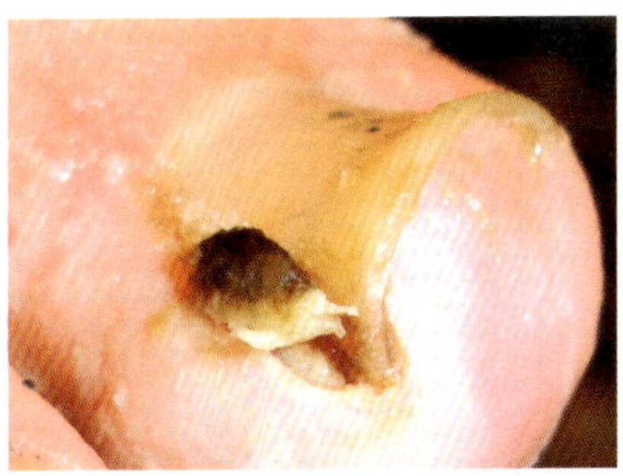

Behandlung mit Alaun vier Tage okklusiv

Nagelkorrekturverfahren haben sich hier oft sehr gut bewährt. Es gibt die unterschiedlichsten Arten wie

- BS-Klebespangen oder die
- Orthonyxiespangen nach Ross-Fraser und die 3TO-Spangen. Beide Spangen werden durch ärztliche Verordnung nach genehmigtem Kostenvoranschlag von den Krankenkassen übernommen.

Bei der Behandlung von Granulationsgewebe ist Geduld und Sorgfalt gefordert. Manche Behandlungen sind sehr langwierig, führen aber im Laufe der Zeit zum Erfolg.

10

Einsatz von Kaustika (Ätzmittel)

Verschiedene Kaustika in der Fußbehandlung und deren Einsatzmöglichkeiten

Kaustika sind Ätzmittel, die u. a. in der medizinischen Fußbehandlung ihren Einsatz finden. Sie werden z. B. bei Clavi und Callositas angewendet, aber auch beim Unguis incarnatus, wenn sich Granulationsgewebe gebildet hat.

Wenn man Kaustika in der Fußbehandlung einsetzt, sollte man immer den Gesundheitszustand des Patienten berücksichtigen. Bei Risikopatienten, wie z. B. Diabetikern mit DFS, gilt generell ein Verbot, mit Ätzmitteln zu arbeiten. Abgrenzungen können nach Absprache mit dem behandelnden Arzt gemacht werden. Die Behandlung von Granulationsgewebe mit Ätzmitteln bedarf der vorherigen Absprache mit dem behandelnden Arzt.

Bei Säuren wie auch Laugen gibt es unterschiedliche Stärken. Hier ist das Wissen des Behandlers gefragt, welche Säuren man in welcher Stärke bei der Behandlung einsetzt. Zu den Reizwirkungen der Säuren nach dem Arndt-Schulz-Gesetz ist hier anzumerken, dass

- ein schwacher Reiz aufbauend wirkt,
- ein mittlerer Reiz hemmend wirkt,
- ein starker Reiz zerstörend wirkt.

Säuren verursachen eine Koagulation, härten die Haut, stillen Blut, bilden eine Schorfkruste und können starke Schmerzen verursachen.

Acetocaustin Lösung *apothekenpflichtig*

Arzneizusammensetzung: 100 mg enthalten: Monochloressigsäure 50 mg.

Weitere Bestandteile: Gereinigtes Wasser.

Anwendungsgebiete: Lösung anwenden bei Verrucae vulgaris.
Gegenanzeigen: Anwendung im Genital- und Gesichtsbereich, insbesondere an den Augen, Schleimhäuten von Nase und Mund, Muttermalen und Alterswarzen. Dorn- bzw. Stechwarzen der Fußsohle oder Flachwarzen. Bekannte Neigung zu Keloiden.
Bekannte Nebenwirkungen: Gelegentlich Hautreizungen (Brennen, Rötung), insbesondere bei durch Vorbehandlung verletzten Warzen. In Einzelfällen überschießende Narbenbildung.
Dosierungsform/Dosierungsanleitung: Einmal wöchentlich eine geringe Menge (ca. 10 µl) mit dem Spatel auftupfen. Gesunde Haut in der Umgebung der Warze mit Vaseline oder Zinkpaste abdecken. Wöchentlich wiederholen. Anwendung ca. fünf Wochen. Nicht großflächig anwenden, Verätzungsgefahr auf gesunder Haut.

Alaun (Kaliumaluminiumsulfat) Salz *nicht apothekenpflichtig*
Anwendungsgebiete: Doppelsalz, das u. a. bei Behandlungen von Granulationsgewebe eingesetzt wird. Zur Blutstillung wird es oft als Stift eingesetzt. Nur nach Anweisung des behandelnden Arztes anwenden!
Hinweise: Es kann gut bei Kindern angewendet werden, da diese Behandlung kaum bis keine Schmerzen verursacht.
Dosierungsform/Dosierungsanleitung: Bei der Behandlung von Granulationsgewebe am Zeh: In den Nagelfalz und auf das Granulationsgewebe streuen. Wichtig ist es, dass es tief genug zwischen den Nagel und das Gewebe gelangt. Hierzu ist es ratsam, das Alaun pulverisieren zu lassen. Den Rest des Gewebes mit Alaun bedecken und mit Copoline® den ganzen Nagel abdecken. Nun legt man einen Okklusivverband an. Nach vier Tagen den Verband entfernen, das überschüssige Gewebe ist aus- und abgetrocknet. Bei schweren Fällen ist ein mehrmaliges Wiederholen nötig.

Albothyl® Konzentrat Lösung *apothekenpflichtig*

Arzneizusammensetzung: 1 g enthält: Policresulen 360 mg.

Weitere Bestandteile: Gereinigtes Wasser.

Anwendungsgebiete: Chirurgie und Dermatologie: Zur beschleunigten Abstoßung abgestorbenen Gewebes nach Verbrennungen, Reinigung und Anregung der Heilung (z. B. nach kleinflächigen Verbrennungen, Ulcus cruris venosum, Dekubitus, bei chronischen entzündlichen Prozessen und bei Feigwarzen u. ä.). Blutstillung nach Biopsie und Entfernung von Gebärmutterpolypen. Blutstillung bei Sickerblutung.

Hals-, Nasen- und Ohrenheilkunde: Lokale Behandlung von Entzündungen der Mundschleimhaut und des Zahnfleischs sowie bei Bläschen der Mundschleimhaut. Blutstillung nach Mandeloperationen und bei Nasenbluten.

Gynäkologie: Lokale Behandlung von zervikovaginalen Entzündungen bzw. Infektionen und Gewebsdefekten (z. B. Fluor vaginalis und zervikalis infolge von Bakterien, Trichomonaden und Soor, Vaginitis, Cervicitis, Druckgeschwüren bei Pessarträgerinnen) sowie von Feigwarzen u. ä. Lokale Behandlung von Portioektopie.

Anwendungsbeschränkungen: Gleichzeitige Anwendung anderer lokal anwendbarer Arzneimittel an der gleichen Behandlungsstelle.

Schwangerschaft: Strenge Indikationsstellung. Speziell im fortgeschrittenen Stadium der Schwangerschaft sollten Touchierungen des Gebärmutterhalses unterlassen werden.

Hinweise: Augen vor Albothyl schützen! Zur Vermeidung von Speiseröhren-Verätzungen ist zu beachten, dass die Lösung nicht verschluckt wird.

Dosierungsform/Dosierungsanleitung: Blutstillung: Unverdünntes Konzentrat ein bis zwei Minuten mithilfe eines getränkten Mulltupfers auf die blutende Stelle pressen. Chirurgie und Dermatologie: Behandlung von kleinflächigen Verbrennungen, Ulcus cruris und Dekubitus. Hals-, Nasen- und Ohrenheilkunde: Bei der Wundbehandlung im Mund- und Rachenraum wird das Konzentrat in einer Verdünnung von 1:5 verwendet.

Salicylsäure Creme/Lösung/Paste *nicht apothekenpflichtig*

Arzneizusammensetzung: HOC_6H_4COOH, 2-Hydroxybenzoesäure.

Anwendungsgebiete: Wo Hornhaut abgelöst werden soll, kommt die Salicylsäure zum Einsatz. Es wurde in Behandlungen festgestellt, dass ein Gehalt von 40 % in einem lipophilen Grundstoff gute Wirkungen erzielt. Man verwendet 40 % bei sogenannten Okklusivverbänden (Clavi, Callositas und Verhornungen im Sulcus).

Hinweise: Salicylsäure ist eine der häufigsten Säuren in der Fußbehandlung. Selbst zur Eigenmedikation beim Patienten wird sie eingesetzt. Es gibt dieses Präparat in den verschiedensten Darreichungsformen. Diese Säure wird oft zwischen 5 – 60 % zubereitet. Sie wirkt ab 5 % keratolytisch. Die Konzentration der Säure richtet sich nach dem Anwendungsgebiet.

Dosierungsform/Dosierungsanleitung: Man trägt die Salicylsäure auf die zuvor abgetragene Hornhaut auf, deckt sie mit Copoline® ab und verschließt die Fläche unter einem luftundurchlässigen Pflasterverband. Die Wiederbestellzeit ist je nach Präparat unterschiedlich.

Silbernitrat ($AgNO_3$) Salz *nicht apothekenpflichtig*

Silbernitrat ist nur nach Anweisung des behandelnden Arztes anzuwenden. Die hier beschriebenen Anwendungen sind Empfehlungen und werden genaustens vom Arzt dosiert.

Arzneizusammensetzung: $AgNO_3$, kristallines Salz.
Anwendungsgebiete: Ein kristallines Salz, das in Lösungen von 10 – 60 % verwendet wird, hauptsächlich in der Clavus-Therapie. Es kann auch zur Blutstillung dienen. Höllenstein ist hier ein gängiges Präparat. Es darf jedoch nicht bei jedem Patienten angewendet werden.
Hinweise: Es muss aus dem Salz eine Lösung mit der gewünschten Prozentzahl hergestellt werden. Es bildet nach dem Auftragen einen schwarzen Überzug, der sich binnen mehrerer Wochen ablöst.
Dosierungsform/Dosierungsanleitung: Bei Hühneraugenbehandlungen wird Silbernitrat wie folgt angewendet:

- Clavus durus (Cd), Clavus mollis (Cm), Clavus miliaris (Cmil): 10 – 20 % $AgNO_3$, Wiederbestellzeit ca. vier Wochen
- Clavus mollis neurovascularis (Cmnv), Clavus neurovascularis (Cnv): 20 – 60 % $AgNO_3$ auf die Papillen auftragen. Schmerzentwicklung beachten. Vorsicht bei Patienten mit neurologischen Ausfällen (Polyneuropathie) und/oder DFS. Wiederbestellzeit 14 Tage.
- Clavus vascularis (Cv): 30 – 60 % $AgNO_3$. Schmerzentwicklung beachten. Vorsicht bei Patienten mit neurologischen Ausfällen (Polyneuropathie) und/oder DFS. Wiederbestellzeit acht bis 14 Tage.
- Clavus neurofibrosus (Cnf): Ab 20 % $AgNO_3$ beginnen. Intervalle (bis drei Wochen) kurz halten, Prozente langsam steigern.

Nur nach Absprache mit dem behandelnden Arzt werden Ätzmittel eingesetzt. Dabei gilt es, vor jeder Behandlung das Gebiet vorzubehandeln, Hornhaut abzutragen, gründlich zu reinigen und bei gegebener Indikation Druckentlastung und Reibungsschutz durchzuführen.

11

Hyperkeratosen, Verhornungsstörungen, Rhagaden

11.1 Übersicht

Verhornung (griech.: *Keratose*).

Der Begriff Hyperkeratose deutet auf eine anormale Verdickung der Hornschicht. Im Gegensatz zu den Hyperkeratosen sind die Parakeratosen durch ein weitgehend fehlendes Stratum granulosum gekennzeichnet; zu ihnen gehört z. B. die Psoriasis (Schuppenflechte).

Zu den Verhornungsstörungen im engeren Sinn gehören hauptsächlich die Ichthyosen und die Palmoplantarkeratosen (PPK). Anlagebedingt und zu den Hyperkeratosen gehörig ist auch auffällig raue Haut an der Außenseite der Oberarme, auf der sich auch fest haftende Schuppen und einzelne kleine Knötchen befinden können.

Der Name Ichthyose hat seinen Ursprung in *Ichthys*, der griechischen Bezeichnung für *Fisch*, und weist auf das häufig fischschuppenartige Aussehen der Haut hin. Palmoplantarkeratosen (PPK) sind Hyperkeratosen, die insbesondere an Händen und Fußsohlen auftreten.

Bei den Palmoplantarkeratosen gibt es verschiedene Erkrankungstypen, die alle genetisch bedingt sind.

Unna-Thost-Typ

Beim Unna-Thost-Typ kommt es zu einer Verdickung der Hornhaut an Handinnenflächen und Fußsohlen. Die Haut sieht aus, als wäre sie mit einer Wachsschicht überzogen. Es bilden sich oft Hautschuppen und die Schweißproduktion ist gesteigert. Meistens zeigt sich die Krankheit schon früh ab dem ersten Lebensjahr. Der Unna-Thost-Typ ist autosomal-dominant vererbt.

Buschke-Fischer-Typ

Zeigen sich gruppenförmig zusammenstehende kräftige Papeln, so handelt es sich um den Buschke-Fischer-Typ einer PPK. Oft sind die Papeln in der Mitte eingedellt. Dieser Typ wird häufig mit den normalen Stachelwarzen verwechselt und wird autosomal-dominant vererbt.

Voerner-Typ

Beim Voerner-Typ kommt es zu Hornhautdegenerationen. Auch dieser Typ wird autosomal-dominant vererbt. Die Degeneration der Hornhaut kommt vorwiegend an den Stellen in der Handfläche oder den Fußsohlen vor, die einen erhöhten Druck aushalten müssen.

Palmoplantarkeratosen können Begleiterscheinung verschiedener Erkrankungen sein. Bei diesen Krankheitsbildern sind neben der Haut auch noch andere Organe betroffen. Die Therapie der Palmoplantarkeratosen besteht bei örtlicher Facharztbehandlung der Hände und Füße mit Vitamin A-haltigen Salben. Auch äußere Anwendungen mit Salicylsäure oder harnstoffhaltigen Salben haben sich bewährt. Ebenfalls sinnvoll sind Salzbäder oder Bäder mit Kalinus-Seife. Anschließend kann die überschießende Hornhaut entfernt werden.

11.2 Wirkstoffe

Die exakte Differentialdiagnose und die dermatologische Behandlung der einzelnen Keratosen sind dem Hautarzt vorbehalten. Häufige Wirkstoffe in den verordneten Salben und Cremes sind Harnstoff, Salicylsäure, Milchsäuresalze sowie Vitamin A-Säure-Präparate (Retinoide).

- **Harnstoff**
  Bewirkt in niedrigen Konzentrationen eine Wasserbindung in der häufig ausgeprägt trockenen Haut und hält sie auf diese Weise weich. In höheren Konzentrationen wirkt er keratolytisch; in dieser Funktion kann er praktisch bei allen stärkeren Verhornungen angewandt werden.
- **Salicylsäure**
  Wirkt ebenfalls keratolytisch. Sie wird eher bei weniger schweren Formen eingesetzt. Salicylsäure wird nicht immer uneingeschränkt vertragen.
- **Milchsäuresalze**
  Werden zur Erhöhung der Hautfeuchte eingesetzt. Nach wie vor im Einsatz sind ebenfalls Vitamin A-Säure-Präparate (Retinoide), die bei schweren Formen und palmoplantaren Keratosen oral verabreicht werden. Freie α-Hydroxysäuren (AHA), zu denen u. a. die Milchsäure gehört, werden auch wegen ihrer keratolytischen Wirkung geschätzt.

Die verwendeten Salbengrundlagen müssen hinsichtlich des Fettgehalts auf den individuellen Fall eingestellt werden. Vaseline-Grundlagen werden nicht immer toleriert und können Juckreiz auslösen. Fettstoffe verhindern zusammen mit Feuchthaltemitteln eine Rhagadenbildung und zusätzliche Infektionen. Ölbäder können hilfreich sein, insbesondere wenn sie emulgatorfrei sind.

Das Bildmaterial zeigt die Unterschiede bei Verhornungsstörungen: Keratosen, trockene Haut, Schrunden, Fissuren, Rhagaden.

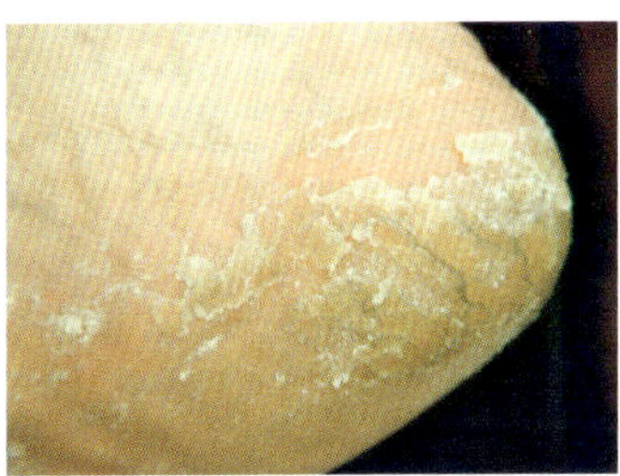

Keratosen: übermäßige Hornhautbildung

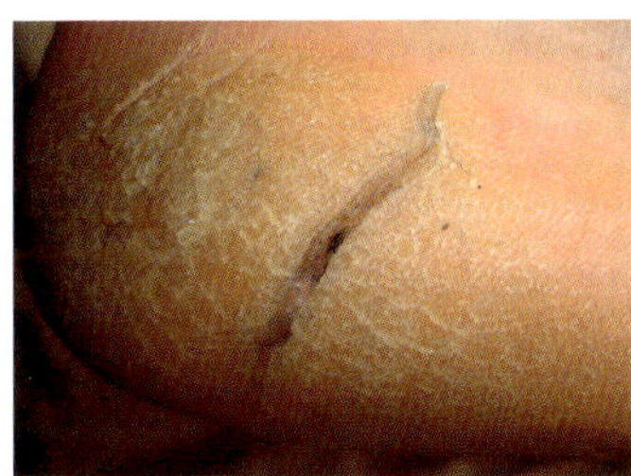

Schrunden (griech.: Rhagade/ lat.: Fissur): tiefe Risse, die durch trockene Haut verstärkt werden

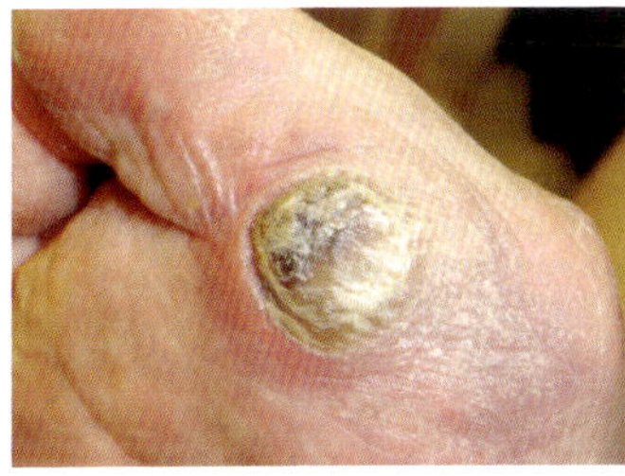

Schwielen (griech.: Tyloma/lat.: Callositas): durch starken Druck und Reibung verursachte Verhornung, sehr schmerzhaft.

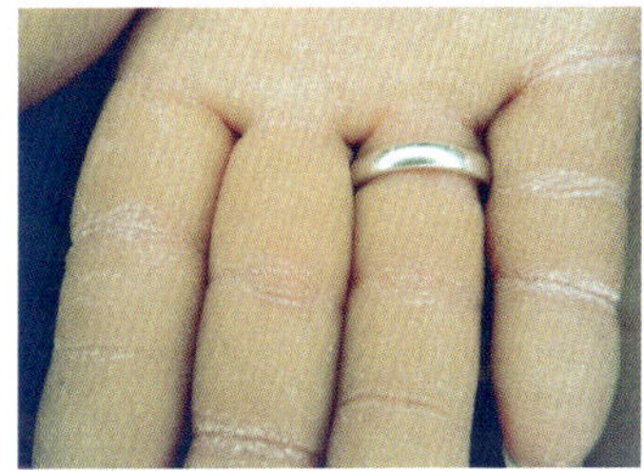

Schrunden (griech.: Rhagade/ lat.: Fissur): tiefe Risse, die durch trockene Haut verstärkt werden

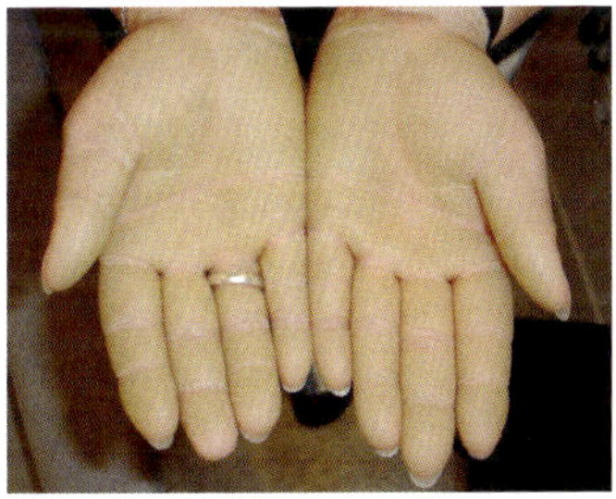

Übermäßige Verhornungsstörung (Unna-Thost-Typ), genetisch bedingt

11.3 Arzneimittel zur Behandlung

Allpresan 1, 2, 3, 3-Extra Schaum *nicht apothekenpflichtig*

Arzneizusammensetzung: Wird in verschiedenen Konzentrationen angeboten, 5 %, 10 %, 15 % Harnstoff.

Anwendungsgebiete: Übermäßige Verhornung, leichtere Form der Ichthyosis, Rückfallprophylaxe und Dauerbehandlung bei Ichthyosis, follikuläre Verhornungsstörungen, trockene, spröde, gerötete Haut, Schuppenflechte.

Dosierungsform/Dosierungsanleitung: Ein- bis zweimal täglich auf die erkrankten Hautstellen auftragen und leicht einreiben.

Balneoconzen® N medizinisches Ölbad *apothekenpflichtig*

Arzneizusammensetzung: 100 g enthalten: Sojabohnenöl 71,05 g.

Weitere Bestandteile: Butylhydroxyanisol, Macrogol-(40)-Sorbitolseptaoleat, Citronensäure, Propylenglycol, mittelkettige Triglyceride.

Anwendungsgebiete: Bei trockener, schuppender, juckender Haut, Ichthyosis, Windelekzem, Altershaut, chronisch-endogener Dermatose, Schuppenflechte, Juckreiz, Gewerbe- und Arzneimittelekzem. Ca. 30 ml auf ein Vollbad (150 l), 5 ml auf 25 l Wasser für Teil- und Kinderbäder.

BALISA® Creme *apothekenpflichtig*

Arzneizusammensetzung: 1 g enthält: Harnstoff 120 mg.

Weitere Bestandteile: 1,3-Butylenglycol, Butylhydroxyanisol, Butylhydroxytoluol, Citronensäure, Dexpanthenol, Di-n-butyladipat, Hartparaffin, Isopropylmyristat, Magnesiumsulfat, Ölsäuredecylester, dünnflüssiges Paraffin, Phenoxyethanol, Macrogol-

(1)-glycerolsorbitanisostearat, Macrogol-(30)-sorbitol, Propylenglycol, Protegin WX (enthält weißes Vaselin) Retinolpalmitat, Sorbitol, a-Tocopherolacetat, gereinigtes Wasser.
Anwendungsgebiete: Bei übermäßiger Verhornung, trockener, spröder, geröteter Haut, Rückfallprophylaxe und Dauerbehandlung bei Ichthyosis, leichtere Form der Ichthyosis, follikuläre Verhornungsstörungen.
Bekannte Nebenwirkungen: Selten können Hautreizungen wie Brennen, Rötung, Juckreiz oder Schuppung vorkommen.
Wechselwirkungen mit anderen Mitteln: Eventuell erhöhte Resorption anderer lokal applizierter Stoffe.
Dosierungsform/Dosierungsanleitung: Ein- bis zweimal täglich auf die erkrankten Hautstellen auftragen und leicht einreiben.

Carbamid Creme Widmer Creme *apothekenpflichtig*
Arzneizusammensetzung: 100 g enthalten: Harnstoff 12 g.
Weitere Bestandteile: Retinolpalmitat, Dexpanthenol, Macrogol-Glycerol Sorbitan Isostearat, Macrogol-(30)-Sorbitol, weißes Vaselin, Sorbitansesquioleat, Wachse und Glyceride, Oelsäuredecylester, Di-n-butyladipat, Isopropylmyristat, Propylenglycol, 1,3-Butylenglycol, Sorbitol, Citronensäure, α-Tocopherolacetat, Butylhydroxyanisol, Butylhydroxytoluol, Phenoxyethanol, Magnesiumsulfat, Wasser.
Anwendungsgebiete: Übermäßige Verhornung, follikuläre Verhornungsstörungen, trockene, spröde, gerötete Haut, leichtere Form der Ichthyosis, Rückfallprophylaxe und Dauerbehandlung bei Ichthyosis.
Wechselwirkungen mit anderen Mitteln: Die Möglichkeit einer erhöhten Resorption anderer lokal applizierter Stoffe (z. B. Corticoide) ist bei einer mit Harnstoff behandelten Haut zu berücksichtigen.

Dosierungsform/Dosierungsanleitung: Ein- bis zweimal täglich auf die gut gereinigte erkrankte Haut auftragen, bis zum Abklingen der Symptome. Zur Verhinderung von Rückfällen zweimal wöchentlich oder je nach Bedarf öfter anwenden. Okklusivverbände nach Angaben des Arztes.

GEHWOL® Hühneraugen-Pflaster extra stark Pflaster *nicht apothekenpflichtig*

Arzneizusammensetzung: 1 Pflaster enthält: Salicylsäure 32 mg.
Weitere Bestandteile: Gebleichtes Wachs, Macrogol-6-glycerolmono/dialkanoat, hochdisperses Siliciumdioxid, behandelt mit Dichlormethylsilan, Chlorophyll-Kupfer-Komplex (E 141).
Anwendungsgebiete: Zur Behandlung von Hühneraugen und Hornschwielen.
Gegenanzeigen: Säuglinge.
Anwendungsbeschränkungen: Eingeschränkte Nierenfunktion (Anwendung nur unter Kontrolle).
Dosierungsform/Dosierungsanleitung: Pflaster auf die zu behandelnde Stelle kleben. Verweildauer: ein Tag. Anschließend Fuß baden und die Hornhaut bzw. das Hühnerauge ablösen. Anwendungsdauer: In der Regel drei bis vier Tage.

GEHWOL® Schälpaste Creme *nicht apothekenpflichtig*

Arzneizusammensetzung: 100 g enthalten: Salicylsäure 40 g.
Weitere Bestandteile: Weißes Vaselin, Wollwachs.
Anwendungsgebiete: Zur Behandlung von Hühneraugen, Hornhaut und Hornschwielen.
Dosierungsform/Dosierungsanleitung: Verhornte Stellen morgens und abends bestreichen und mit Pflaster abdecken. Nach vier bis fünf Tagen Entfernung der Hornhaut bzw. Hühneraugen nach einem Fußbad.

GEHWOL® Hühneraugen-Tinktur Lösung
nicht apothekenpflichtig

Arzneizusammensetzung: 100 g enthalten: Salicylsäure 14 g, Essigsäure 2,6 g.

Weitere Bestandteile: Pyroxylin, Glycolmonoethylether, Rizinusöl, Levomenthol, Ethylacetat, Diethylether, Farbstoff E 124.

Anwendungsgebiete: Zur Behandlung von Hühneraugen, Hornhaut und Hornschwielen.

Gegenanzeigen: Säuglinge.

Anwendungsbeschränkungen: Eingeschränkte Nierenfunktion.

Dosierungsform/Dosierungsanleitung: Zweimal täglich ein bis zwei Tropfen auf die verhornten Stellen.

Guttaplast® Pflaster 6 cm/9 cm *apothekenpflichtig*

Arzneizusammensetzung: 1 Pflaster enthält: Salicylsäure 1,39 g.

Weitere Bestandteile: Polyisobutylen, Poly(isopren, styrol), Wollwachs, Terpenphenolharz, gebleichtes Wachs, Poly(styrol, butadien), cis-1,4-Polyisopren, Naturkautschuklatex, 2,2-Methylen-bis-(6-tert.-butyl-p-cresol), synthetische Polyterpenharze, hydr. Kolophoniumglycerolester, α,α-(Propylendinitrilo)di-o-cresol, Talkum.

Anwendungsgebiete: Zur Behandlung von Hühneraugen, Hornhaut, Hornschwielen und Hyperkeratosen.

Gegenanzeigen: Geschädigte Haut, Schleimhaut, Augenbereich.

Schwangerschaft/Stillzeit: Nur ein Pflasterstück gleichzeitig anwenden.

Hinweise: Bei Kindern nicht mehrere Pflasterstücke gleichzeitig anwenden.

Dosierungsform/Dosierungsanleitung: Die umgebende gesunde Haut abdecken, ein Pflaster auf die verhornte Stelle aufbringen und mit Fixierpflaster befestigen. Das Pflaster nach zwei Tagen erneuern. Nach etwa drei bis vier Tagen lässt sich die erweichte Hornschicht nach einem warmen Fußbad entfernen. Erwachsene: maximal 2 g/Tag (Kinder: maximal 0,2 g/Tag). Maximal eine Woche anwenden. Nicht großflächig anwenden, Verätzungsgefahr auf gesunder Haut.

Hansaplast® Hornhaut-Pflaster *nicht apothekenpflichtig*

Arzneizusammensetzung: 1 Pflaster enthält: Salicylsäure 0,57 g.
Weitere Bestandteile: Naturkautschuklatex, Kolophonium, Terpenphenolharz, Wollwachs, Talkum, α,α-(Propylendinitrilo)di-o-cresol, 2,2-Methylen-bis-(6-tert.-butyl-p-cresol), synthetisches Perubalsam.
Anwendungsgebiete: Zur Behandlung von Hühneraugen, Hornhaut, Hornschwielen und Hyperkeratosen.
Gegenanzeigen: Geschädigte Haut, Schleimhaut, Augenbereich.
Schwangerschaft/Stillzeit: Nur ein Pflasterstück anwenden.
Hinweis: Bei Kindern nicht mehrere Pflasterstücke gleichzeitig anwenden.
Dosierungsform/Dosierungsanleitung: Ein Stück Pflaster auf die verhornte Hautstelle kleben und ggf. mit Fixierpflaster befestigen. Nach zwei Tagen erneuern. Nach etwa vier Tagen lässt sich die erweichte Hornschicht nach einem warmen Fußbad entfernen. Erwachsene: maximal 2 g/Tag (Kinder: maximal 0,2 g/Tag), maximal eine Woche anwenden.

Hamamelis-Salbe N LAW Salbe *apothekenpflichtig*

Arzneizusammensetzung: 100 g enthalten: Hamamelisblätter-Fluidextrakt (1:1) 5,0. Auszugsmittel: Ethanol 45 % V/V.
Weitere Bestandteile: Erdnussöl, Paraffine, weißes Vaselin, Wollwachs, Magnesiumstearat, gereinigtes Wasser.

Anwendungsgebiete: Pflege trockener und rissiger Haut, leichte Hautverletzungen, lokale Entzündungen der Haut; Hämorrhoiden, Krampfaderbeschwerden.
Dosierungsform/Dosierungsanleitung: Zwei- bis dreimal täglich auf die Haut dünn auftragen und verreiben.

Mirfulan® Spray N Salbenspray *apothekenpflichtig*
Arzneizusammensetzung: 100 g Salbe enthalten: Zinkoxid 25 g, Lebertran (mit Vitamin A und D_3 angereichert) 10 g, Levomenol 0,05 g, 1 Dose mit 125 ml = 99 g enthält 52 g Salbe und 47 g Treibgas (Propan/Butan).
Weitere Bestandteile: Parfümöl, weißes Vaselin, Wollwachsalkoholsalbe, dünnflüssiges Paraffin, BHT (E 321), Palmitoylascorbinsäure (E 304), Citronensäure (E 330), Propan, Butan.
Anwendungsgebiete: Hautwunden nach Verletzungen, Fissuren, Rhagaden, nichtinfizierte großflächige Wunden, Schürfwunden, Verbrennungen ersten und zweiten Grades, Sonnenbrand, Dermatitiden, Ekzeme, Windeldermatitis, Dekubitus, Pflege von Amputationsstümpfen.
Gegenanzeigen: Infizierte Wunden. Gleichzeitige Anwendung mit anderen Externa. Augenkontakt.
Bekannte Nebenwirkungen: In Einzelfällen lokale Unverträglichkeits-/Überempfindlichkeitsreaktionen, wie z. B. Nässen, Rötung, Austrocknung, Jucken. Aufsprühen auf stark entzündliche Hautpartien oder frische Wunden kann vorübergehendes Brennen auslösen (Treibmittel).
Dosierungsform/Dosierungsanleitung: Sprühdose kurz vor Gebrauch kräftig schütteln und durch Drücken auf das Sprühventil in senkrechter Dosenlage ausreichend Salbenmenge aus einer Entfernung von mindestens 20 cm gleichmäßig auf die Wundfläche aufsprühen (die Wundfläche sollte mit einem feinen weißen Salbenbelag bedeckt sein).

Ölbad Cordes® Flüssiger Badezusatz *apothekenpflichtig*

Arzneizusammensetzung: 100 g enthalten: Sojabohnenöl 78,1 g.
Weitere Bestandteile: Glycerolmonostearat 40 – 55, Propylenglycol, Butylhydroxytoluol, Palmitoylascorbinsäure, Citronensäure, N,N-Bis(2-hydroxyethyl)oleamid, Macrogol-5-oleylether, Milchsäure, Geruchsstoffe.
Anwendungsgebiete: Psoriasis, Ichthyosis, Adjuvans bei Dermatosen mit trockener, juckender Haut, wie z. B. endogenes Ekzem, Pruritus senilis, Windelekzem, Waschekzem.
Gegenanzeigen: Frische Psoriasis-pustulosa-Herde.
Anwendungsbeschränkungen: Augenkontakt.
Dosierungsform/Dosierungsanleitung: Anwendung als Voll-, Teil- und Duschbad.

Retterspitz Heilsalbe ST Salbe *nicht apothekenpflichtig*

Arzneizusammensetzung: 100 g enthalten: Zinkoxid 10 g.
Weitere Bestandteile: Cetylstearylalkohol, Paraffinöl, weiße Vaseline, Wollwachsalkohole.
Anwendungsgebiete: Wundsein der Haut durch Scheuern oder Feuchtigkeit, Unterstützung einer Therapie bei subakuten und chronischen Ekzemen, Windeldermatitis, Fissuren.
Bekannte Nebenwirkungen: Nach Auftragen auf stark entzündliche Hautpartien leichtes Brennen möglich. Gelegentlich Unverträglichkeitsreaktion der Haut möglich.
Hinweise: Vor der Anwendung anderer Externa Heilsalbe ST vollständig entfernen (eingeschränkte Wirkung anderer Externa).
Dosierungsform/Dosierungsanleitung: Ein- bis mehrmals täglich auf die betroffenen Hautpartien auftragen und mit Verbandmull abdecken.

Ureotop + VAS Creme *rezeptpflichtig*

Arzneizusammensetzung: 1 g enthält: Tretinoin 0,3 mg, Harnstoff 120 mg.

Weitere Bestandteile: Phenoxyethanol, Cetomacrogol, Cetylstearylalkohol, Citronensäure, Dexpanthenol, Butylhydroxytoluol, Glycerol(mono, di)palmitat, stearat, Milchsäure, Natriummonohydrogenphosphat $12H_2O$, Octyldodecanol, Palmitoylascorbinsäure, dickflüssiges Paraffin, Macrogol(12)-cetylstearylalkohol, Propylenglycol, mittelkettige Triglyceride, weißes Vaselin, gereinigtes Wasser.

Anwendungsgebiete: Übermäßige Verhornung der Hände und Füße, schwere Fälle von Verhornungsstörungen, insbesondere Ichthyosis; follikuläre Verhornungsstörungen.

Schwangerschaft: Kontraindikation.

Wechselwirkungen mit anderen Mitteln: Resorption anderer lokal applizierter Stoffe (Corticoide) kann verstärkt werden.

Dosierungsform/Dosierungsanleitung: Ein- bis zweimal täglich auf die gut gereinigte erkrankte Haut auftragen.

Verrucid® Lösung *apothekenpflichtig*

Arzneizusammensetzung: 1 g enthält: Salicylsäure 0,1 g.

Weitere Bestandteile: Essigsäure 99 %, Docusat-Natrium, Rizinusöl, Pyroxylin, Ethanol, Aceton, Isobutylacetat.

Anwendungsgebiete: Schälmittel bei Hyperkeratosen: Warzen, Clavus und Kallus.

Dosierungsform/Dosierungsanleitung: Zweimal täglich auf die zu behandelnden Hautbereiche auftragen. Nicht großflächig anwenden, Verätzungsgefahr auf gesunder Haut.

12

Hyperhidrosis

12.1 Was ist eine Hyperhidrose?

Bei einer Hyperhidrose kommt es zu einer vermehrten Schweißbildung, die entweder die ganze Hautoberfläche des Patienten betrifft oder nur einzelne Teile. Starke Schweißbildung ist nicht ungewöhnlich, wenn sie zur Kühlung des Körpers oder während der Wechseljahre einer Frau auftritt. Eine Bromhidrose entsteht dann, wenn zur übermäßigen Schweißabsonderung des Fußes noch eine mikrobielle Zersetzung des Verhornungsprodukts kommt.

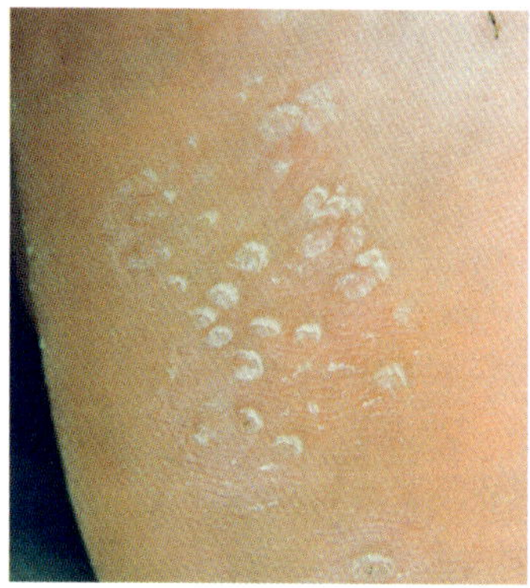

Mikrobielle Zersetzung der Haut

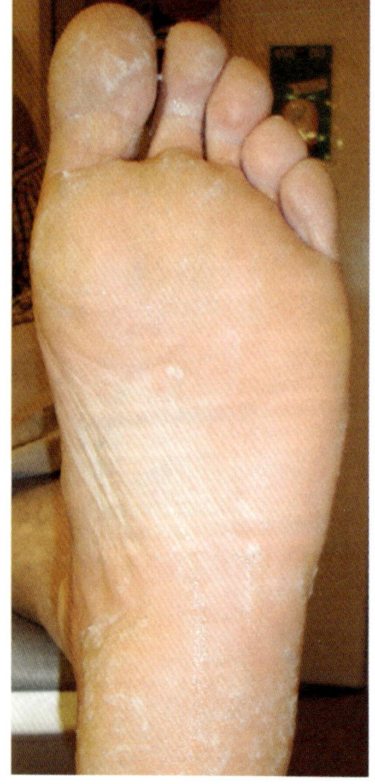

Hyperhidrose

Es sind unterschiedliche Arten der lokalen Form der Hyperhidrose zu unterscheiden:

- In den Achseln: Hyperhodrosis axillaris.
- An den Händen: Hyperhydrosis manuum.
- An den Füßen: Hyperhydrosis pedum.

Ursachen

Die Gründe für eine vermehrte Schweißproduktion mit Krankheitswert sind vielfältig:

Primäre Hyperhidrose

Bei der primären Hyperhidrose ist die genaue Ursache nicht bekannt. Sie tritt häufig bereits in der Pubertät auf. Besondere Situationen wie Angst, Schmerz oder Stress können dann die vermehrte Schweißproduktion auslösen.

Sekundäre Hyperhidrose

Symptomatisch als Folge von endokrinen Erkrankungen: Schilddrüsenüberfunktion (Hyperthyreose), Phäochromozytom (seltener, katecholaminproduzierender Tumor), sonstige Störungen des Hormonhaushalts oder bei neurologischen Erkrankungen. Ungefähr ein Prozent der Bevölkerung leidet unter der echten Form der Erkrankung, wobei besonders Kinder, Jugendliche und junge Erwachsene betroffen sind.

Behandlung

- Zunächst werden chemische Mittel (Antiperspiranzien, Antitranspiranzien) eingesetzt, die bei äußerlicher Anwendung die Schweißbildung hemmen. Dabei werden bevorzugt Aluminiumchlorid-Verbindungen verwendet.

- Bei der sogenannten Leitungswasseriontophorese leitet der Arzt Ionen aus dem Leitungswasser durch einen schwachen Gleichstrom in die Ausführungsgänge der Schweißdrüsen. Diese Methode kann nach einiger Zeit selbstständig vom Patienten mit einem Heimgerät durchgeführt werden.
- Per Injektion ins Unterhautgewebe wird ein Gift des Bakteriums Closridium botulinum (Botulinumtoxin A) gespritzt. Es dient zur Unterbindung von Nervenimpulsen auf die Schweißdrüsenzellen.
- Auch besteht die Möglichkeit einer innerlichen Anwendung von Anticholinergika, welche die Übertragung von Nervenimpulsen auf die Schweißdrüsen hemmen und dadurch eine Schweißbildung verhindern.

12.2 Arzneimittel zur Behandlung

Antihydral® Salbe *apothekenpflichtig*

Arzneizusammensetzung: 100 g enthalten: Methenamin 13 g.
Weitere Bestandteile: Talkum, Wasser, Zinkoxid, weißer Ton, Glycerol, Carmellose-Natrium, Farbstoff E 172, Aromastoff.
Anwendungsgebiete: Bei starker Schweißabsonderung, speziell Fuß-, Hand- und Achselschweiß.
Dosierungsform/Dosierungsanleitung: Ein- bis zweimal täglich dünn auftragen.

Ichtho®-Bad Flüssiger Badezusatz *apothekenpflichtig*

Arzneizusammensetzung: 100 g enthalten: Ammoniumbituminosulfonat (ICHTHYOL®), hell 72 g.
Weitere Bestandteile: N,N-Bis(2-hydroxyethyl)oleamid, Macrogol-6-glycerolcaprylocaprat, Natriumlaurylethersulfat, Geruchsstoffe.

Anwendungsgebiete: Hyperhidrose, Adjuvans bei juckenden und entzündlichen Dermatosen. Wundnachbehandlung, Perniosis, Akrozyanose, Zirkulationsstörungen der Hautgefäße. Adjuvans bei Arthrose, Spondylose, Periarthritis humeroscapularis, Lumbago, Zervikal- und Lumbalsyndrom, Tendinose, Neuralgie. Adjuvans bei Pelvipathie.
Anwendungsbeschränkungen: Augenkontakt.
Bekannte Nebenwirkungen: Selten Unverträglichkeitsreaktionen der Haut.
Dosierungsform/Dosierungsanleitung: Unverdünnt auf die erkrankten Stellen auftragen, anschließend abduschen oder als Voll-, Sitz- oder Teilbad anwenden.

Salbei Curarina® Tropfen/Lösung *apothekenpflichtig*
Arzneizusammensetzung: 100 ml enthalten: Auszug aus Salbeiblättern (1:4 – 5) 100 ml. Auszugsmittel: Ethanol 50 Vol.-%.
Anwendungsgebiete: Tropfeneinnahme bei vermehrter Schweißsekretion. Zur Spülung bei Entzündungen der Mund- und Rachenschleimhaut.
Gegenanzeigen: Kinder unter zwölf Jahren (keine ausreichenden Untersuchungen).
Schwangerschaft/Stillzeit: Kontraindikation.
Bekannte Nebenwirkungen: Bei länger andauernder Einnahme kann es in seltenen Fällen zu epileptiformen Krämpfen kommen.
Hinweise: Enthält Ethanol! (ca. 50 Vol.-%).
Dosierungsform/Dosierungsanleitung: Zum Einnehmen: Drei- bis fünfmal täglich 30 Tropfen nach dem Essen mit Wasser oder Tee verdünnt oder auf Zucker einnehmen. Anwendungdauer nicht länger als 14 Tage (aufgrund des Thujongehaltes). Nach Verdünnung: Zum Gurgeln und Spülen des Mund- und Rachenraums: Ein bis zwei Teelöffel Auszug auf ein Glas lauwarmes

Wasser, alle zwei Stunden etwa eine Minute lang gurgeln oder den Mund- und Rachenraum spülen.

Salvysat® Bürger Dragees *apothekenpflichtig*

Arzneizusammensetzung: 1 Dragee enthält: Trockenextrakt aus Salbeiblättern (4 – 6,7:1) 100 mg. Auszugsmittel: Wasser.
Weitere Bestandteile: Talkum, Calciumcarbonat, Kaolin, Titandioxid, arabisches Gummi, Macrogol 6000, Magnesiumstearat, Eudragit E100, Povidon K25, Farbstoff E 172, Montanglycolwachs, Macrogolhydroxystearat.
Anwendungsgebiete: Antihidrotikum bei Hyperhidrose verschiedener Genese.
Hinweise: Enthält Ethanol! (22 Vol.-%)
Dosierungsform/Dosierungsanleitung: Dreimal täglich ein bis zwei Dragees einnehmen.

Salvysat® Bürger Tropfen/Lösung *apothekenpflichtig*

Arzneizusammensetzung: 100 g (101,5 ml) enthalten: Auszug aus Salbeiblättern (1:2,9 – 3,1) 80 g. Auszugsmittel: Wasser. Salbeiöl 0,1 g.
Weitere Bestandteile: Ethanol.
Anwendungsgebiete: Antihidrotikum bei Hyperhidrose verschiedener Genese. Bei Entzündungen im Mund- und Rachenraum.
Hinweise: Enthält Ethanol! (22 Vol.-%).
Dosierungsform/Dosierungsanleitung: Dreimal täglich 40 – 60 Tropfen.

Sormodren® Tabletten *rezeptpflichtig*

Arzneizusammensetzung: 1 Tablette enthält: Bornaprin-HCl 4 mg.

Weitere Bestandteile: Calciumhydrogenphosphat $2H_2O$, Copovidon, gereinigtes Wasser, Kartoffelstärke, Lactose $1H_2O$, Magnesiumstearat, Maisstärke, mikrokristalline Cellulose, Talkum.
Anwendungsgebiete: Anzuwenden bei Parkinson-Syndrom, insbesondere Rigor und Tremor, Hyperhidrose, medikamentös bedingten extrapyramidale Symptomen.
Gegenanzeigen: Ileus.
Anwendungsbeschränkungen: Es kann zu Blasenentleerungsstörungen mit Restharnbildung kommen, Tachyarrhythmie. Bei Miktionsbeschwerden: Dosis reduzieren. Erhöhte Krampfbereitschaft.
Schwangerschaft/Stillzeit: Strenge Indikationsstellung.
Bekannte Nebenwirkungen: Mydriasis mit Photophobie, Magenbeschwerden, Übelkeit, selten Erbrechen oder Sodbrennen, Obstipation, Benommenheit, Erregung, Müdigkeit, Schlafstörungen, Kopfschmerzen, Schwindel, Verwirrtheit, gelegentlich Gedächtnisstörungen, vereinzelt Dyskinesien. Zentral erregende Wirkung bei Patienten mit Hirnleistungsstörungen.
Wechselwirkungen mit anderen Mitteln: Es kann zu einer Verstärkung der anticholinergen Wirkung von Antihistaminika und Spasmolytika kommen. Verstärkung von Levodopa-Dyskinesien und neuroleptikabedingten Spätdyskinesien möglich. Bei zusätzlicher Gabe anderer Antiparkinsonpräparate mögliche Verstärkung vegetativer oder zentraler Wirkungen. Verstärkung der zentralnervösen Wirkungen von Pethidin.
Hinweise: Reaktionsvermögen!
Dosierungsform/Dosierungsanleitung: Langsame Dosissteigerung von 2 mg/Tag, die auf eine individuelle Erhaltungsdosis zwischen 6 und 12 mg/Tag, bei Hyperhidrosis zwischen 4 und 8 mg/Tag.

Tannolact® Badezusatz *apothekenpflichtig*

Arzneizusammensetzung: 100 g enthalten: Phenol-Methanal-Harnstoff-Polykondensat, sulfoniert, Natriumsalz 40 g (synthetischer Gerbstoff).

Weitere Bestandteile: Calciumlactat $5H_2O$, Natriumsulfat H_2O-frei.

Anwendungsgebiete: Bei Windeldermatitis und Hyperhidrose. Entzündliche, nässende und juckende Hauterkrankungen. In intertriginösen Bereichen.

Anwendungsbeschränkungen: Vollbad.

Wechselwirkungen mit anderen Mitteln: In Gegenwart von alkalischen Seifen wird die Wirksamkeit beeinträchtigt.

Dosierungsform/Dosierungsanleitung: Substanz im warmen Wasser auflösen; zur Anwendung als Teil-, Voll-, Sitz- und Kinderbad sowie für feuchte Umschläge, Waschungen und kalte Kompressen.

Tannolact® Lotio Lotion/Salbe *apothekenpflichtig*

Arzneizusammensetzung: 1 g Schüttelmixtur enthält: Phenol-Methanal-Harnstoff-Polykondensat, sulfoniert, Natriumsalz 10 mg (synthetischer Gerbstoff).

Weitere Bestandteile: Zinkoxid, Talkum, Glycerol 85 %, Propylenglycol, Stearylnonanoat, Calciumlactat $5H_2O$, hochdisperses Siliciumdioxid, α-Dodecyl-Ω-hydroxymacrogol-23, gereinigtes Wasser.

Anwendungsgebiete: Entzündliche, nässende und juckende Hauterkrankungen (Hyperhidrose). In intertriginösen Bereichen, z. B. bei Windeldermatitis und Windpocken.

Bekannte Nebenwirkungen: Brennen.

Dosierungsform/Dosierungsanleitung: Ein- bis zweimal täglich nach kräftigem Schütteln der Flasche dünn auf die erkrankten Hautpartien auftragen.

Tannolact® Puder *apothekenpflichtig*

Arzneizusammensetzung: 100 g enthalten: Phenol-Methanal-Harnstoff-Polykondensat, sulfoniert, Natriumsalz 1,2 g (synthetischer Gerbstoff).

Weitere Bestandteile: Talkum, Maisstärke, hochdisperses Siliciumdioxid, Octyldodecanol, Calciumlactat $5H_2O$.

Anwendungsgebiete: Hyperhidrose. In intertriginösen Bereichen. Entzündliche, nässende und juckende Hauterkrankungen.

Gegenanzeigen: Auf offenen Wunden.

Dosierungsform/Dosierungsanleitung: Ein- bis zweimal dünn auf die erkrankten Hautpartien auftragen.

Tannosynt® Creme/Lotio Salbe/Lotion *apothekenpflichtig*

Arzneizusammensetzung: 100 g enthalten: Phenol-Methanal-Harnstoff-Polykondensat, sulfoniert, Natriumsalz (synthetischer Gerbstoff).

Weitere Bestandteile: Gereinigtes Wasser, Glycerol 85 %, Zinkoxid, Talkum, Tris[alkyl(C16-C18)poly(oxyethylen)-4]phosphat, entölte Phospholipide aus Sojabohnen, hochdisperses Siliciumdioxid, 2-Propanol, Methyl-4-hydroxybenzoat, Carrageenan, Natriumsalz.

Anwendungsgebiete: Hyperhidrose, infektiöse Exantheme, wie z. B. Windpocken, Windeldermatitis, Intertrigo, Dermatitiden. Suspension zur Anwendung auf der Haut zusätzlich: Juckreiz, speziell im Genito-Anal-Bereich.

Gegenanzeigen: Suspension zur Anwendung auf der Haut: Anwendung am Auge.

Bekannte Nebenwirkungen: Suspension zur Anwendung auf der Haut: In Einzelfällen leichte Hautreizungen, gelegentlich kann eine Kontaktdermatitis auftreten.

Hinweise: Wegen Inkompatibilität keine Mischung mit Schwermetallsalzen, Alkaloiden, Gelatine, Albumin, Stärke und oxidierenden Substanzen.

Dosierungsform/Dosierungsanleitung: Suspension zur Anwendung auf der Haut: Ein- bis zweimal täglich nach kräftigem Schütteln auftragen. Creme: Bis zur Abheilung ein- bis zweimal täglich dünn auf die erkrankten Hautstellen auftragen.

Tannosynt® flüssig flüssiger Badezusatz *apothekenpflichtig*

Arzneizusammensetzung: 100 g enthalten: Phenol-Methanal-Harnstoff-Polykondensat, sulfoniert, Natriumsalz 40 g.

Weitere Bestandteile: Dodecylpoly(oxyethylen)-2-hydrogensulfat, Natriumsalz, Natriumsulfat, Duftstoff, gereinigtes Wasser.

Anwendungsgebiete: Hyperhidrose; entzündlich, nässende und juckende Hauterkrankungen, z. B. Windeldermatitis; Juckreiz, speziell im Genito-Anal-Bereich.

Gegenanzeigen: Anwendung am Auge.

Anwendungsbeschränkungen: Vollbad.

Bekannte Nebenwirkungen: In Einzelfällen können leichte Hautreizungen auftreten.

Hinweise: Wegen Inkompatibilität keine Mischung mit Schwermetallsalzen, Alkaloiden, Gelatine, Albumin, Stärke und oxidierenden Substanzen.

Dosierungsform/Dosierungsanleitung: Nicht unverdünnt anwenden, Voll-, Sitz- und Teilbäder, Waschungen, Umschläge. Erwachsenendosis Verdünnung 1:1000 – 1:5000. Kinder-Dosierungsform Bad: Verdünnung 1:5000 (siehe Gebrauchsinfo).

13

Onychomykose

13.1 Beschreibung der Erkrankung

Bei einer Onychomykose unterscheidet man drei Formen. Die distal subunguale, die proximal subunguale und die superfizielle Onychomykose.

Ein gesunder Nagel lässt sich nicht ohne Weiteres infizieren, dazu müssen schon begünstigende Faktoren bestehen. Um einen dauerhaften Erfolg zu erzielen, sollte man diese Faktoren so weit wie möglich ausschalten. Zu diesen Faktoren zählen u. a.

- Mikrotraumen durch Verletzungen (häufig bei Sportlern),
- DFS (Diabetisches Fußsyndrom),
- Durchblutungsstörungen,
- Nagelwachstumsstörungen.

Bei der Behandlung eines Nagelpilzes sollte genau darauf geachtet werden, welcher Teil des Nagels befallen ist. Die Therapieform der Mykosebehandlung richtet sich in erster Linie nach dem befallenen Bereich sowie dem Krankheitserreger. Der häufigste Erreger von Onychomykosen ist der Pilz Trichophyton rubrum.

Häufig tritt dieser Pilz zusammen mit anderen Erregern wie Candida albicans und Schimmelpilzen (Aspergillus) auf.

Ein Behandlungsversuch mit einem topischen Antimykotikum kann bei superfizieller sowie distaler subungualer Onychomykose gestartet werden. Bei der proximal subungualen Onychomykose sollte das Medikament alle Nagelteile erreichen. Hier ist eine systemische Therapie anzuraten. Wegen des sehr langsamen Nagelwachstums sollte eine medikamentöse Therapie ausreichend lange fortgeführt werden. Der Patient ist bei der Beratung darauf hinzuweisen, dass die Dauer einer solchen Therapie für die Fußnägel durchaus zwischen zwölf und 20 Monaten liegen kann.

Die Heilungschance bei Fußnägeln liegt bei ca. 75 %.

Um eine Onychomykose erfolgreich zu behandeln, gibt es verschiedene Medikamente und Therapieformen. Eine sehr bekannte Therapieform ist die systemische Therapie, die eingesetzt wird, wenn mehrere Nägel befallen sind. Bekannte Wirkstoffe wie *Terbinafin*, *Itraconazol* und *Griseofulvin* sind dafür zugelassen.

Griseofulvin wird seit 1959 verwendet. Es wirkt jedoch nur bei Onychomykosen, die durch Dermatophyten verursacht worden sind. Bei einer Aufteilung der Tagesdosis in vier Einzeldosen wird ein höherer und konstanterer Plasmaspiegel erreicht als bei einer Einzeldosis oder einer zweimal täglichen Applikation bei gleicher Tagesdosis. Resorbiertes *Griseofulvin* ist in den meisten Geweben – einschließlich der Haut und des Nagels – nachweisbar. Nach einer Dosis von 500 mg *Griseofulvin* finden sich 3 µg/g in der Haut. Diese Dosis erhöht sich bei kumulativer Gabe auf 12 – 22 µg/g. Die höchste Konzentration findet sich in der äußersten Schicht des Siratum corneum. *Griseofulvin* scheint eine höhere Affinität zur infizierten als zur gesunden Haut zu haben. Es ist in Tablettenform oder als Kapsel in mikrofeiner oder ultramicronisierter Form im Handel. Gegen Nagelpilzerkrankungen bei Kindern ist eine tägliche Dosis von 10 mg/kg und bei Erwachsenen von 500 – 1000 mg/Tag erforderlich. Die Behandlungszeit beträgt vier bis 18 Monate.

Zur weiteren oralen Behandlung von Onychomykosen ist *Itraconazol* zugelassen. Hier erlaubt die pharmakokinetische Besonderheit eine Intervalltherapie. Das oral und extern angewendete *Terbinafin* wirkt bei Schimmelpilzen und Dermathopyhten fungizid, kaum aber bei Hefepilzen (Candidosen).

Dem Podologen ist es nicht möglich, eine orale antimykotische Therapie einzuleiten, da diese Behandlung dem Mediziner unterliegt. Aber auch hier ist es wichtig, dass der Podologe über Zusammensetzung und Wirkung Bescheid weiß.

Arzneimittel, die sekundär angewendet werden und in der podologischen Praxis häufig vorkommen, sind *Clotrimazol*, *Bifonazol*, *Oxiconazol*, *Imidazol*, *Fenticonazol*, *Miconazol*, *Terconazol* und *Tioconazol*. Sie haben ein breites Wirkungsspektrum. Man setzt sie bei Dermathophyten, Candida-Arten sowie Schimmelpilzen ein. Während der Behandlung von Onychomykosen sollte zeitgleich auch die gesamte Fußhaut in die Therapie mit eingeschlossen werden. Zu Beginn der Therapie haben sich harnstofflösende Vorbehandlungen der Nägel gut bewährt. Durch die Anwendung von Harnstoff werden die befallenen Areale des Nagels aufgeweicht und können entfernt werden. Im Anschluss ist das Antimykotikum aufzutragen. Ein neues Mittel mit dem Wirkstoff *Sortaconazol* wird seit einiger Zeit als Nagelpflaster zur Behandlung angeboten.

Eine letzte topische Möglichkeit bei Mykosenbefall ist die Lacktherapie. Sie dient oft als Ergänzung. Der Wirkstoff *Ciclopirox* hat eine fungizide Wirkung gegen alle drei Pilzarten des *D-H-S Systems* (Dermatophyt, Hefe- und Schimmelpilz). Er dringt binnen 24 – 48 Stunden in tiefe Nagelschichten ein.

Amorolfin dagegen wirkt fungizid gegen Dermatophyten, Hefe- und Schimmelpilze.

Bei allen drei Therapiearten ist die Compliance des Patienten genauso wichtig wie die regelmäßige Anwendung der Arzneimittel. Eine ganz genaue Diagnostik (Labor) sowie die richtigen Medikamente erhöhen die Heilungschancen bei Onychomykosen.

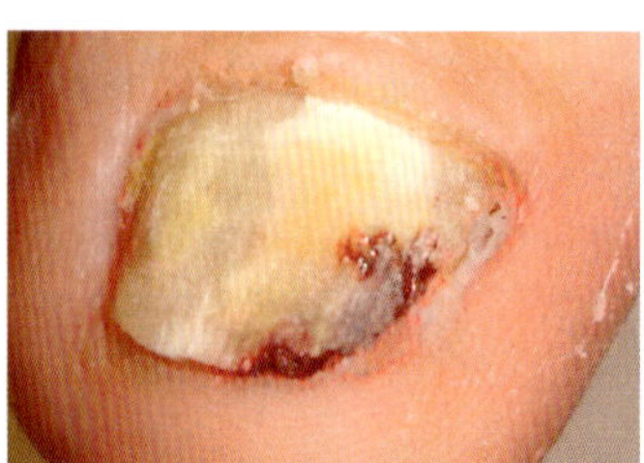

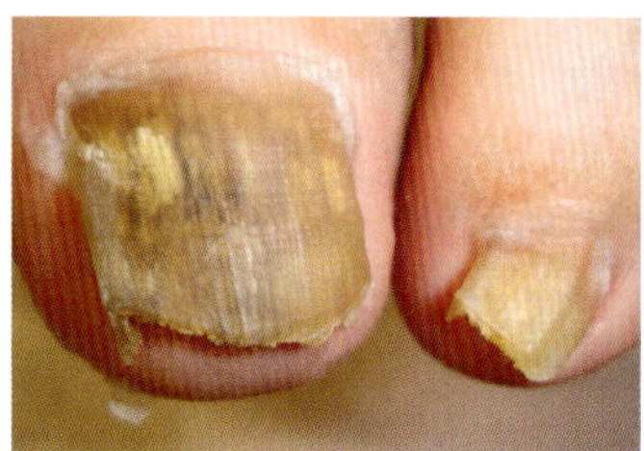

13.2 Cremes, Lösungen und Puder

Puder dient nicht zur direkten Hautbehandlung der Tinea, sondern eher für Schuhe und Strümpfe bei besonders starkem Schwitzen.

Batrafen® Puder *rezeptpflichtig*

Arzneizusammensetzung: 1 g enthält: Ciclopirox-Olamin 10 mg.
Weitere Bestandteile: Siliciumdioxid, Maisstärke.
Anwendungsgebiete: Pilzinfektionen der Haut. Puder auch zur Unterstützung, Vorbeugung und Nachbehandlung.
Gegenanzeigen: Anwendung am Auge. Offene Wundflächen (Puder).
Anwendungsbeschränkungen: Neugeborene und Kleinkinder (Lösung, Creme).
Während der Schwangerschaft: Strenge Indikationsstellung.
Bekannte Nebenwirkungen: Selten Juckreiz, Brennen oder Hautreizungen.
Dosierungsform/Dosierungsanleitung: Creme: Im Mittel zweimal täglich auf die erkrankten Stellen auftragen und antrocknen lassen. Lösung: Im Mittel zweimal täglich auf die erkrankten Stellen auftragen und leicht einreiben. Puder: Ein- bis zweimal täglich auf die erkrankten Stellen streuen. Die Behandlung sollte bis zum Abklingen der Hauterscheinungen fortgesetzt werden. Zur Vermeidung von Rückfällen wird empfohlen, die Behandlung darüber hinaus noch ein bis zwei Wochen weiterzuführen.

Batrafen® Creme *rezeptpflichtig*

Arzneizusammensetzung: 1 g enthält: Ciclopirox-Olamin 10 mg in einer Öl-in-Wasser-Emulsion.
Weitere Bestandteile: Benzylalkohol, Octyldodecanol, dünn-

flüssiges Paraffin, Stearylalkohol, Cetylalkohol, 1-Tetradecanol, Polysorbat 60, Sorbitanstearat, Milchsäure, gereinigtes Wasser.

Batrafen® Lösung *rezeptpflichtig*

Arzneizusammensetzung: 1 ml enthält: Ciclopirox-Olamin 10 mg in alkoholisch-wässriger Lösung.
Weitere Bestandteile: Macrogol 400, Isopropylalkohol, gereinigtes Wasser.

Bifon Creme *apothekenpflichtig*

Arzneizusammensetzung: 1 g enthält: Bifonazol 10 mg.
Weitere Bestandteile: Octyldodecanol, Cetylstearylalkohol, Cetylpalmitat, Sorbitanstearat, Polysorbat 60, gereinigtes Wasser, Chlorhexidindigluconat.
Anwendungsgebiete: Mykosen der Haut und der Hautfalten, Interdigitalmykosen, Pityriasis versicolor, superfizielle Candidosen der Haut, Erythrasma. Infektionen der Haut durch Dermatophyten, Hefepilz, Schimmelpilze u. a. Pilze wie Malassezia furfur oder Infektionen durch Corynebacterium minutissimum.
Anwendungsbeschränkungen: Säuglinge (Kontrolle).
Schwangerschaft: Strenge Indikationsstellung.
Stillzeit: Nicht im Brustbereich anwenden.
Bekannte Nebenwirkungen: Reizungen sowie Schuppungen, selten leichte Rötung, Brennen.
Dosierungsform/Dosierungsanleitung: Einmal täglich anwenden. Behandlungsdauer je nach Erreger. Ausmaß und Lokalisation der Erkrankung zwei bis vier Wochen.

Bifon Gel *apothekenpflichtig*

Arzneizusammensetzung: 1 g enthält: Bifonazol 10 mg.
Weitere Bestandteile: Benzylalkohol, alpha-(Hexadecyl, octa-

decyl)-omega-hydroxypoly(oxyethylen)-30, Macrogol-7-glycerolcocoat, Isopropylisostearat, Milchsäure, Ethanol, gereinigtes Wasser.

Anwendungsgebiete: Mykosen der Haut und der Hautfalten, Interdigitalmykosen, Pityriasis versicolor, superfizielle Candidosen der Haut, Erythrasma. Infektionen der Haut durch Dermatophyten, Hefepilz, Schimmelpilze u. a. Pilze wie Malassezia furfur oder Infektionen durch Corynebacterium minutissimum.

Anwendungsbeschränkungen: Säuglinge (Kontrolle).

Schwangerschaft: Strenge Indikationsstellung.

Stillzeit: Nicht im Brustbereich anwenden.

Bekannte Nebenwirkungen: Reizungen sowie Schuppungen, selten leichte Rötung, Brennen.

Dosierungsform/Dosierungsanleitung: Einmal täglich anwenden. Behandlungsdauer je nach Erreger. Ausmaß und Lokalisation der Erkrankung zwei bis vier Wochen.

Bifon Lösung *apothekenpflichtig*

Arzneizusammensetzung: 1 ml enthält: Bifonazol 10 mg.

Weitere Bestandteile: Ethanol, Isopropylmyristat.

Anwendungsgebiete: Mykosen der Haut und der Hautfalten, Interdigitalmykosen, Pityriasis versicolor, superfizielle Candidosen der Haut, Erythrasma. Infektionen der Haut durch Dermatophyten, Hefepilz, Schimmelpilze u. a. Pilze wie Malassezia furfur oder Infektionen durch Corynebacterium minutissimum.

Anwendungsbeschränkungen: Säuglinge (Kontrolle).

Schwangerschaft: Strenge Indikationsstellung.

Stillzeit: Nicht im Brustbereich anwenden.

Bekannte Nebenwirkungen: Reizungen sowie Schuppungen, selten leichte Rötung, Brennen.

Dosierungsform/Dosierungsanleitung: Einmal täglich anwenden. Behandlungsdauer je nach Erreger. Ausmaß und Lokalisation der Erkrankung zwei bis vier Wochen.

BIFOMYK® Creme *apothekenpflichtig*

Arzneizusammensetzung: 100 g enthalten: Bifonazol 1 g.
Weitere Bestandteile: Benzylalkohol, Cetylstearylalkohol, Hexadecylpalmitat, gereinigtes Wasser, Octyldodecanol, Polysorbat 60, Sorbitanstearat.
Anwendungsgebiete: Mykosen der Haut, verursacht durch Dermatophyten, Hefen, Schimmel- u. a. Pilze, wie Malassezia furfur und Infektionen durch Coryne bact. minutiss.: Tinea pedis, T. manuum, T. corporis, T. inguinalis, Pityriasis versicolor, superinfizielle Candidosen, Erythrasma.
Anwendungsbeschränkungen: Säuglinge (Kontrolle).
Schwangerschaft: Strenge Indikationsstellung.
Stillzeit: Nicht im Brustbereich anwenden.
Bekannte Nebenwirkungen: Selten meist vorübergehende Hautreaktionen, wie Rötung, Brennen, Reizung, Schuppung. Selten allergische Reaktionen.
Dosierungsform/Dosierungsanleitung: Die Creme einmal täglich dünn auftragen und einreiben, meist mehrere Wochen lang.

BIFOMYK® Gel *apothekenpflichtig*

Arzneizusammensetzung: 100 g enthalten: Bifonazol 1 g.
Weitere Bestandteile: α-(Hexadecyl, octadecyl)-ω-hydroxymacrogol 30, Macrogol-7-glycerolcocoat, Benzylalkohol, Ethanol, gereinigtes Wasser, Isopropylisostearat, Milchsäure.
Anwendungsgebiete: Mykosen der Haut, verursacht durch Dermatophyten, Hefen, Schimmel- u. a. Pilze, wie Malassezia furfur und Infektionen durch Coryne bact. minutiss.: Tinea pedis,

T. manuum, T. corporis, T. inguinalis, Pityriasis versicolor, superinfizielle Candidosen, Erythrasma.
Anwendungsbeschränkungen: Säuglinge (Kontrolle).
Schwangerschaft: Strenge Indikationsstellung.
Stillzeit: Nicht im Brustbereich anwenden.
Bekannte Nebenwirkungen: Selten meist vorübergehende Hautreaktionen, wie Rötung, Brennen, Reizung, Schuppung. Selten allergische Reaktionen.
Dosierungsform/Dosierungsanleitung: Das Gel einmal täglich dünn auftragen und einreiben, meist mehrere Wochen lang.

BIFOMYK® Lösung *apothekenpflichtig*

Arzneizusammensetzung: 1 ml enthält: Bifonazol 10 mg.
Weitere Bestandteile: Ethanol, Isopropylmyristat.
Anwendungsgebiete: Mykosen der Haut, verursacht durch Dermatophyten, Hefen, Schimmel- u. a. Pilze, wie Malassezia furfur und Infektionen durch Coryne bact. minutiss.: Tinea pedis, T. manuum, T. corporis, T. inguinalis, Pityriasis versicolor, superinfizielle Candidosen, Erythrasma.
Anwendungsbeschränkungen: Säuglinge (Kontrolle).
Schwangerschaft: Strenge Indikationsstellung.
Stillzeit: Nicht im Brustbereich anwenden.
Bekannte Nebenwirkungen: Selten meist vorübergehende Hautreaktionen, wie Rötung, Brennen, Reizung, Schuppung. Selten allergische Reaktionen.
Dosierungsform/Dosierungsanleitung: Die Lösung einmal täglich dünn auftragen und einreiben, meist mehrere Wochen lang.

Canesten® Extra Nagelset Salbe *apothekenpflichtig*

Arzneizusammensetzung: 1 g enthält: Bifonazol 0,01 g, Harnstoff 0,4 g.

Weitere Bestandteile: Gebleichtes Wachs, weißes Vaselin, Wollwachs.
Anwendungsgebiete: Für die Nagel ablösende und antimykotische Behandlung von Nagelmykosen an Händen und Füßen.
Anwendungsbeschränkungen: Augenkontakt vermeiden. Säuglinge: Anwendung nur unter ärztlicher Überwachung. Eine orale Aufnahme sollte verhindert werden.
Bekannte Nebenwirkungen: Im Nagelbereich (Nagel, Nagelrand, Nagelbett) wurde beobachtet: Häufig Rötung, gelegentlich lokale Reaktion (z. B. Irritation, Mazeration, Schuppung, Juckreiz), sehr selten Pflasterallergie, Kontaktallergie durch Wollwachs. Diese kontaktallergische Reaktion kann sich durch Juckreiz, Rötung, Bläschen auch über das Kontaktareal hinaus manifestieren.
Dosierungsform/Dosierungsanleitung: Einmal täglich die Salbe auf die erkrankten Nägel über sieben bis 14 Tage auftragen; aufgeweichte Nagelsubstanz mit dem Schaber täglich abkratzen. Täglich neuen Pflasterverband anlegen. Nach der Nagelentfernung weiter Behandlung mit Mycospor-Creme.

CuraMar Nailcare Lotion *nicht apothekenpflichtig*

Arzneizusammensetzung: Enzymauszugsprodukt der Spirulina-Algen.
Anwendungsgebiete: Schutz und Pflege u. a. bei mykotischen Nägeln.
Dosierungsform/Dosierungsanleitung: Das Mittel zweimal täglich (morgens und abends) auf die Nagelpartie dünn auftragen.

Exoderil® Creme *apothekenpflichtig*

Arzneizusammensetzung: 1 g enthält: Naftifin-HCl 10 mg.

Weitere Bestandteile: Cetylalkohol, Stearylalkohol, Benzylalkohol, Cetylpalmitat, Isopropylmyristat, Polysorbat 60, Sorbitanstearat, Natriumhydroxid, gereinigtes Wasser.
Anwendungsgebiete: Dermatomykosen, verursacht durch Dermatophyten, Hefen und Schimmelpilze, sowie Mischinfektionen mit Bakterien. Bei Onychomykosen ist ein Behandlungsversuch mit Exoderil® Gel angezeigt.
Schwangerschaft/Stillzeit: Strenge Indikationsstellung (keine ausreichende Erfahrung).
Bekannte Nebenwirkungen: In wenigen Fällen Überempfindlichkeit und meist vorübergehende lokale Reizungen, Brennen oder Trockenheit der Haut.
Hinweise: Nicht ins Auge bringen. Gel und Lösung sollen nicht in offene Wunden gebracht und nicht auf Schleimhäuten angewendet werden.
Dosierungsform/Dosierungsanleitung: Creme einmal täglich, am besten abends, auf die erkrankten Hautstellen dünn auftragen bzw. aufsprühen und einreiben. Bei Onychomykosen wird empfohlen, die Behandlung zweimal täglich (morgens und abends) durchzuführen.

Exoderil® Gel *apothekenpflichtig*

Arzneizusammensetzung: 1 g enthält: Naftifin-HCl 10 mg.
Weitere Bestandteile: Propylenglycol, Carbomer 104, Natriumedetat, Polysorbat 80, Isopropylalkohol, Trometamol, gereinigtes Wasser.
Anwendungsgebiete: Dermatomykosen, verursacht durch Dermatophyten, Hefen und Schimmelpilze, sowie Mischinfektionen mit Bakterien. Bei Onychomykosen ist ein Behandlungsversuch mit Exoderil® Gel angezeigt.
Schwangerschaft/Stillzeit: Strenge Indikationsstellung (keine ausreichende Erfahrung).

Bekannte Nebenwirkungen: In wenigen Fällen Überempfindlichkeit und meist vorübergehende lokale Reizungen, Brennen oder Trockenheit der Haut.
Hinweise: Nicht ins Auge bringen. Gel und Lösung sollen nicht in offene Wunden gebracht und nicht auf Schleimhäuten angewendet werden.
Dosierungsform/Dosierungsanleitung: Gel einmal täglich, am besten abends, auf die erkrankten Hautstellen dünn auftragen bzw. aufsprühen und einreiben. Bei Onychomykosen wird empfohlen, die Behandlung zweimal täglich (morgens und abends) durchzuführen.

Exoderil® Lösung *apothekenpflichtig*

Arzneizusammensetzung: 1 ml enthält: Naftifin-HCl 10 mg.
Weitere Bestandteile: Ethanol, Propylenglycol, gereinigtes Wasser.
Anwendungsgebiete: Dermatomykosen, verursacht durch Dermatophyten, Hefen und Schimmelpilze, sowie Mischinfektionen mit Bakterien. Bei Onychomykosen ist ein Behandlungsversuch mit Exoderil® Gel angezeigt.
Schwangerschaft/Stillzeit: Strenge Indikationsstellung (keine ausreichende Erfahrung).
Bekannte Nebenwirkungen: In wenigen Fällen Überempfindlichkeit und meist vorübergehende lokale Reizungen, Brennen oder Trockenheit der Haut.
Hinweise: Nicht ins Auge bringen. Gel und Lösung sollen nicht in offene Wunden gebracht und nicht auf Schleimhäuten angewendet werden.

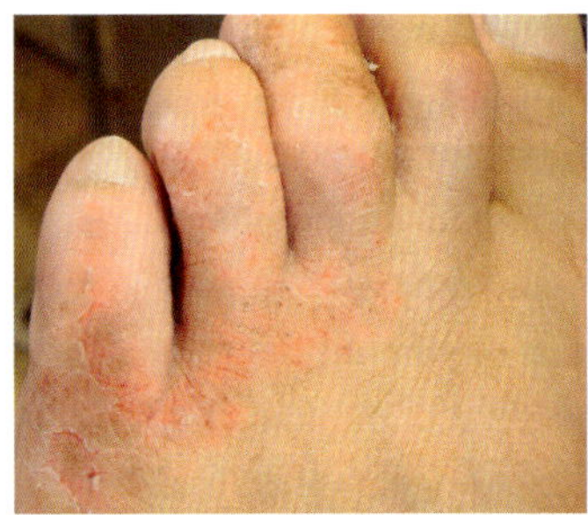
Tinea pedis

Dosierungsform/Dosierungsanleitung: Lösung einmal täglich, am besten abends, auf die erkrankten Hautstellen dünn auftragen bzw. aufsprühen und einreiben. Bei Onychomykosen wird empfohlen, die Behandlung zweimal täglich (morgens und abends) durchzuführen.

Fungisept Lösung *apothekenpflichtig*

Arzneizusammensetzung: 100 g enthalten: Didecyldimethylammoniumchlorid 40 g.

Weitere Bestandteile: Geruchsstoffe, Tolyltriazol, Citronensäure, Wasser.

Anwendungsgebiete: Hautpilzprophylaxe und -bekämpfung für Flächen und Textilien.

Hinweise: Fungizid, bakterizid.

Dosierungsform/Dosierungsanleitung: Fußbesprühung 0,1 %.

Lamisil® Creme *apothekenpflichtig*

Arzneizusammensetzung: 1 g enthält: Terbinafin-HCl 10 mg.

Weitere Bestandteile: Benzylalkohol, Cetylalkohol, Cetylpalmitat, Isopropylmyristat, Natriumhydroxid, Polysorbat 60, Sorbitanstearat, Stearylalkohol, gereinigtes Wasser.

Anwendungsgebiete: Pilzinfektion der Haut, wie z. B. Fußpilz (Athletenfuß, Sportlerfuß = Tinea pedis), Hautpilzerkrankungen an den Oberschenkeln und am Körper (Tinea corporis), Hautpilzerkrankungen an den Unterschenkeln (Tinea cruris), Hautcandidose, Kleienpilzflechte (Pityriasis versicolor), die durch Dermatophyten, Hefen oder andere Pilze (Pityrosporum orbiculare) verursacht werden.

Gegenanzeigen: Anwendung im Mundbereich und am Auge. Kinder unter fünf Jahren (keine ausreichenden Erfahrungen).

Schwangerschaft/Stillzeit: Kontraindikation.

Bekannte Nebenwirkungen: Selten, meist vorübergehend: Juckreiz, Brennen oder Rötung der behandelten Hautstellen. In seltenen Fällen allergische Reaktion, die sich durch Juckreiz, Rötung, Papeln, Bläschen auch über das Kontaktareal hinaus (sogenannte Streureaktion) manifestieren können (Behandlung abbrechen oder mit dem Arzt abklären).
Hinweis: Stearylalkohol und Cetylalkohol können örtlich begrenzte Hautreaktionen (z. B. Kontaktdermatitis) hervorrufen.
Dosierungsform/Dosierungsanleitung: Die Creme einmal täglich auf die erkrankten Hautstellen auftragen und einreiben. Die durchschnittliche Behandlungszeit beträgt bei T. pedis interdigitalis: eine Woche; T. pedis plantaris: vier Wochen; T. corporis, T. cruris: ein bis zwei Wochen; Candidose der Haut: zwei Wochen; Pityriasis versicolor: zwei Wochen.

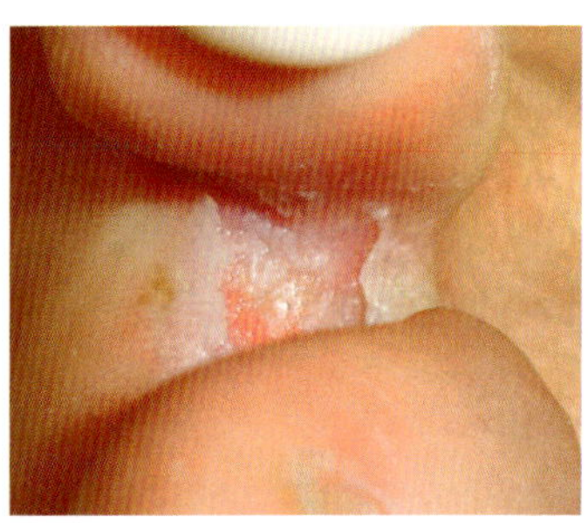

Lomexin® Creme *apothekenpflichtig*

Arzneizusammensetzung: 1 g enthält: Fenticonazolnitrat 20 mg.
Weitere Bestandteile: Cetylalkohol, Natriumedetat, Glycerolmonostearat, hydriertes Wollwachs, natives Mandelöl, Propylenglycol, Macrogol-γ-fettsäureester (C12-C18), gereinigtes Wasser.
Anwendungsgebiete: Pilzerkrankungen der Haut, insbesondere Pityriasis versicolor. Lomexin Creme, Pumpspray zusätzlich: Tinea corporis und weitere Infektionen durch Dermatophyten, Hefen und sonstige Pilze.
Gegenanzeigen: Säuglinge und Kleinkinder (mangelnde Erfahrung).

Schwangerschaft: Kontraindikation.
Stillzeit: Nicht im Brustbereich anwenden.
Bekannte Nebenwirkungen: Vorübergehend leichtes Brennen der Haut, in Einzelfällen Erythembildung. Juckreiz sowie Hautschuppung. Die Bestandteile Cetylalkohol und Wollwachs können örtlich begrenzte Hautreaktionen (z. B. Kontaktdermatitis) hervorrufen. Propylenglycol kann Hautreizungen verursachen.
Dosierungsform/Dosierungsanleitung: Die Creme ein- bis zweimal täglich dünn auf die infizierten Hautpartien auftragen. Regelmäßige Anwendung bis zur vollständigen Abheilung.

Lomexin® Lösung *apothekenpflichtig*

Arzneizusammensetzung: 1 ml enthält: Fenticonazolnitrat 20 mg.
Weitere Bestandteile: Ethanol, Propylenglycol, Hyprolose, gereinigtes Wasser.
Anwendungsgebiete: Pilzerkrankungen der Haut, insbesondere Pityriasis versicolor. Lomexin Creme, Pumpspray zusätzlich: Tinea corporis und weitere Infektionen durch Dermatophyten, Hefen und sonstige Pilze.
Gegenanzeigen: Säuglinge und Kleinkinder (mangelnde Erfahrung).
Schwangerschaft: Kontraindikation.
Stillzeit: Nicht im Brustbereich anwenden.
Bekannte Nebenwirkungen: Vorübergehend leichtes Brennen der Haut, in Einzelfällen Erythembildung. Juckreiz sowie Hautschuppung. Der Bestandteil Propylenglycol kann Hautreizungen verursachen.
Dosierungsform/Dosierungsanleitung: Die Lösung ein- bis zweimal täglich dünn auf die infizierten Hautpartien auftragen. Regelmäßige Anwendung bis zur vollständigen Abheilung.

Lomexin® Pumpspray *apothekenpflichtig*

Arzneizusammensetzung: 1 ml enthält: Fenticonazolnitrat 20 mg.
Weitere Bestandteile: Ethanol, Propylenglycol, gereinigtes Wasser.
Anwendungsgebiete: Pilzerkrankungen der Haut, insbesondere Pityriasis versicolor. Lomexin Creme, Pumpspray zusätzlich: Tinea corporis und weitere Infektionen durch Dermatophyten, Hefen und sonstige Pilze.
Gegenanzeigen: Säuglinge und Kleinkinder (mangelnde Erfahrung).
Schwangerschaft: Kontraindikation.
Stillzeit: Nicht im Brustbereich anwenden.
Bekannte Nebenwirkungen: Vorübergehend leichtes Brennen der Haut, in Einzelfällen Erythembildung, Juckreiz sowie Hautschuppung. Der Bestandteil Propylenglycol kann Hautreizungen verursachen.
Dosierungsform/Dosierungsanleitung: Ein- bis zweimal täglich auf die infizierten Hautpartien aufsprühen. Regelmäßige Anwendung bis zur vollständigen Abheilung.

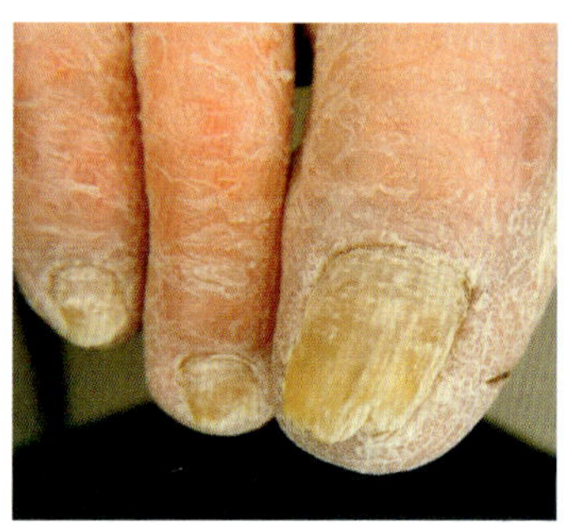

Micotar Creme *apothekenpflichtig*

Arzneizusammensetzung: 1 g enthält: Miconazolnitrat 20 mg.
Weitere Bestandteile: Benzoesäure, Macrogol(1500)monostearat, polyoxyethylierte Glyceride, dickflüssiges Paraffin, gereinigtes Wasser.
Anwendungsgebiete: Interdigitalmykosen, Mykosen der Haut und Hautfalten, oberflächliche Kandidosen.

Bekannte Nebenwirkungen: Leichte Reizungen an Haut, Augen und Schleimhäuten durch Benzoesäure möglich.
Dosierungsform/Dosierungsanleitung: Ein- bis dreimal täglich auf die erkrankten Hautgebiete auftragen. Therapiedauer: Durchschnittlich zwei bis fünf Wochen. Behandlung bis zum Verschwinden der positiven Pilzkulturen durchführen, mindestens jedoch noch 14 Tage nach Abklingen der Beschwerden.

Micotar Lösung *apothekenpflichtig*

Arzneizusammensetzung: 1 ml enthält: Miconazol 20 mg.
Weitere Bestandteile: 2-Propanol, Propylenglycol, Macrogol 400.
Anwendungsgebiete: Pilzinfektionen der Haut durch Dermatophyten, Hefen, Schimmelpilze u. a., wie Malassezia furfur.
Dosierungsform/Dosierungsanleitung: Ein- bis dreimal täglich auf die erkrankten Hautgebiete auftragen. Therapiedauer: Durchschnittlich zwei bis fünf Wochen. Behandlung bis zum Verschwinden der positiven Pilzkulturen durchführen, mindestens jedoch noch 14 Tage nach Abklingen der Beschwerden.

Mykontral® Creme *apothekenpflichtig*

Arzneizusammensetzung: 100 g enthalten: Tioconazol 1 g.
Weitere Bestandteile: Benzylalkohol, Cetylpalmitat, Cetylstearylalkohol, gereinigtes Wasser, Octyldodecanol, Polysorbat 60, Sorbitanstearat.
Anwendungsgebiete: Dermatomykosen (akut und chronisch), verursacht durch Dermatophyten, Hefen, Schimmelpilze und andere Pilze; Pityriasis versicolor; Hauterkrankungen, die durch die genannten Pilze superinfiziert sind.
Creme zusätzlich: Erythrasma durch Corynebacterium minutissimum.

Anwendungsbeschränkungen: Augenkontakt vermeiden. Säuglinge: Anwendung nur unter ärztlicher Überwachung. Eine orale Aufnahme sollte verhindert werden.
Stillzeit: Bifonazol darf nicht im Brustbereich angewendet werden.
Bekannte Nebenwirkungen: Gelegentlich vorübergehende Hautreaktion (wie z. B. Kontaktekzem, vesikulobullöses Exanthem, Rötung, Brennen, Juckreiz oder Schuppung). Selten Überempfindlichkeitsreaktion gegen den Wirkstoff oder einen der Hilfsstoffe.
Dosierungsform/Dosierungsanleitung: Einmal täglich abends auf die infizierte Stelle dünn auftragen und einreiben. Behandlungsdauer zwei bis vier Wochen je nach Erreger, Ausmaß und Lokalisation der Erkrankung.

Mykontral® Lotion *apothekenpflichtig*

Arzneizusammensetzung: 100 g enthalten: Tioconazol 1 g.
Weitere Bestandteile: Benzylalkohol, emulgierender Cetylstearylalkohol, Cremophor A 6, Cremophor A 25, Glycerolmonostearat, mittelkettige Triglyceride, Propylenglycol, gereinigtes Wasser.
Anwendungsgebiete: Pilzinfektionen der Haut und Schleimhäute durch Dermatophyten, Hefen und Schimmelpilze, Pityriasis, Erythrasma.
Gegenanzeigen: Anwendung am Auge.
Schwangerschaft: Strenge Indikationsstellung i. 1. Trim.
Bekannte Nebenwirkungen: Vereinzelt Reizerscheinungen an der Haut (Jucken, Rötung).
Dosierungsform/Dosierungsanleitung: Zweimal täglich auftragen.

Mykontral® Puder *apothekenpflichtig*

Arzneizusammensetzung: 100 g enthalten: Tioconazol 1 g.
Weitere Bestandteile: Magnesiummyristat, hochdisperses Siliciumdioxid, Talkum, weißer Ton.
Anwendungsgebiete: Pilzinfektionen der Haut und Schleimhäute durch Dermatophyten, Hefen und Schimmelpilze, Pityriasis, Erythrasma.
Gegenanzeigen: Anwendung am Auge.
Schwangerschaft: Strenge Indikationsstellung i. 1. Trim.
Bekannte Nebenwirkungen: Vereinzelt Reizerscheinungen an der Haut (Jucken, Rötung).
Dosierungsform/Dosierungsanleitung: Zweimal täglich auftragen.

Mykontral® Spray *apothekenpflichtig*

Arzneizusammensetzung: 100 g enthalten: Tioconazol 1 g.
Weitere Bestandteile: Isopropylmyristat, Isopropylalkohol.
Anwendungsgebiete: Pilzinfektionen der Haut und Schleimhäute durch Dermatophyten, Hefen und Schimmelpilze, Pityriasis, Erythrasma.
Gegenanzeigen: Anwendung am Auge.
Schwangerschaft: Strenge Indikationsstellung i. 1. Trim.
Bekannte Nebenwirkungen: Vereinzelt Reizerscheinungen an der Haut (Jucken, Rötung).
Dosierungsform/Dosierungsanleitung: Zweimal täglich auftragen.

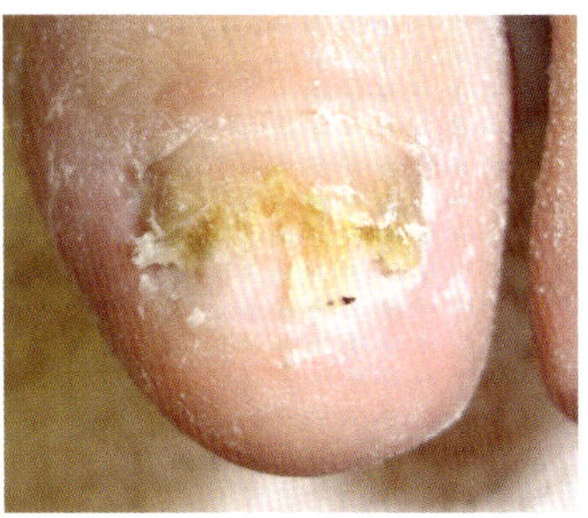

Nizoral® Creme *apothekenpflichtig*

Arzneizusammensetzung: 1 g enthält: Ketoconazol 20 mg.
Weitere Bestandteile: Propylenglycol, Cetylalkohol, Stearylalkohol, Sorbitanstearat, Polysorbat 60/-80, Isopropylmyristat, Natriumsulfit H_2O-frei, gereinigtes Wasser.
Anwendungsgebiete: Diagnostisch gesicherte Dermatomykosen, wie z. B. Tinea pedis/cruris/corporis, Mikrosporien, Soormykosen.
Gegenanzeigen: Anwendung am Auge.
Bekannte Nebenwirkungen: Selten Hautreizungen wie Brennen, Jucken und Rötung. Selten lokale allergische Hautreaktionen, z. B. Kontaktdermatitis, die auf Ketoconazol oder auf die Bestandteile, vor allem Natriumsulfit oder Propylenglycol, zurückgeführt wurden.
Toxikologie: Bei Erythem, Ödeme und Hautbrennen: Absetzen der Therapie, Symptome sind reversibel.
Vorsichtsmaßnahmen bei der Anwendung: Aufgrund des Gehalts an Natriumsulfit bei empfindlichen Personen, insbesondere bei solchen mit Asthma- und Allergievorgeschichte, allergieartige Reaktion mit anaphylaktischen Symptomen und Bronchospasmen möglich.
Hinweise: Um einen Rückpralleffekt bei längerer Corticosteroid-Behandlung nach Absetzen zu vermeiden, wird empfohlen, morgens die Corticosteroid-Behandlung fortzuführen und abends Nizoral® Creme aufzutragen.
Dosierungsform/Dosierungsanleitung: Die Creme einmal täglich, bei starkem Befall zweimal täglich, auf die infizierten Hautflächen auftragen. In der Regel folgende Behandlungszeiten: Soormykosen: zwei bis drei Wochen, Tinea je nach Lokalisation: drei bis vier Wochen (Tinea pedis: bis zu sechs Wochen). Die Behandlung sollte mindestens einige Tage nach Verschwinden aller

Symptome fortgesetzt werden. Falls zwei Wochen nach Behandlung keine klinische Besserung, Diagnose überprüfen. Die allgemeinen Hygienemaßnahmen zur Vermeidung von Infektions- und Reinfektionsquellen beachten.

Onychomal® Creme *apothekenpflichtig*

Arzneizusammensetzung: 10 g enthalten: Harnstoff 2 g.
Weitere Bestandteile: Pyrithion-Zink 0,005 g (Konservierungsmittel) Cis-1-(3-Chlorallyl)-3,5,7-triaza-1-azoniaadamantanchlorid 0,01 g (Konservierungsmittel) dünnflüssiges Paraffin, Cetylstearylalkohol, Stearinsäure, Isopropylmyristat, mittelkettige Triglyceride, Macrogolstearat 1500 + Glycerolmonostearat (40:60), Propylenglycol, gereinigtes Wasser.
Anwendungsgebiete: Zum Ablösen bzw. Auflösen erkrankter, insbesondere pilzbefallener Nägel.
Gegenanzeigen: Behandlung entzündlicher und exkoriierter, akuter Hautzustände. Augen- und Schleimhautkontakt.
Bekannte Nebenwirkungen: Bei etwa 20 % der Patienten können leichte Schmerzen auftreten, was jedoch praktisch nie zum Absetzen der Therapie führt. Hilfsstoffe können lokale Hautreaktionen (z. B. Kontaktdermatitis) oder Hautreizungen hervorrufen.
Wechselwirkungen mit anderen Mitteln: Liberation anderer Wirkstoffe aus Externa und deren Penetration in die Haut kann durch Harnstoff verstärkt werden (bekannt bei Corticosteroiden, Dithranol und 5-Fluoruracil).
Hinweis: Nur zur äußerlichen Anwendung. Antimykotische Therapie zusätzlich erforderlich.
Dosierungsform/Dosierungsanleitung: Die Creme messerrückendick auf den erkrankten Nagel auftragen, umgebende Haut eventuell schützen, durch Okklusivverband abdecken, nach fünf

bis zehn Tagen Kontrolle und Entfernung der erweichten Nagelteile; evtl. Wiederholung der Behandlung. Durchschnittliche Anwendungsdauer: 16 Tage.

13.3 Tabletten

Amiada Tabletten *rezeptpflichtig*

Arzneizusammensetzung: 1 Tablette enthält 281,3 mg Terbinafin-hydrochlorid, entsprechend 250 mg Terbinafin.
Anwendungsgebiete: Pilzinfektionen der Finger- und Zehennägel (distal-subunguale Onychomykose), die durch sogenannte Dermatophyten verursacht werden. Bei bestimmten Mischinfektionen der Nägel mit Hefen ist ein Behandlungsversuch angezeigt.
Anwendungsbeschränkungen: Besondere Vorsicht bei Leber- oder Nierenerkrankungen. Vor der Einnahme sollte der Arzt vorbestehende Lebererkrankungen abklären. Erfolgt trotz einer Lebererkrankung nach sorgfältiger Abwägung von Nutzen und Risiko eine Therapie mit Amiada, sollte die Dosis halbiert und sorgfältige Kontrolluntersuchungen vor und während der Therapie durchgeführt werden.
Dosierungsform/Dosierungsanleitung: Nach Anweisung des Arztes.
Erhältlich in Packungen mit 14 und 42 Tabletten.

Fluconazol 50/-100/-200 - 1A-Pharma®
Hartkapseln *rezeptpflichtig*

Arzneizusammensetzung: 1 Hartkapsel enthält: Fluconazol 50 mg/100 mg/200 mg.
Weitere Bestandteile: Gelatine, Lactose 1H_2O, Magnesium-

stearat, Maisstärke, Natriumdodecylsulfat, hochdisperses Siliciumdioxid, Indigocarmin, Titandioxid. -200 mg zusätzlich: Ponceau 4R (E 124).

Anwendungsgebiete: Behandlung von Mykosen, die durch Hefepilze (Candida und Kryptokokken) hervorgerufen werden, insbesondere Systemcandidosen, einschließlich Candidämie, disseminierte und andere invasive, insbesondere bei Risikopatienten potenziell lebensbedrohliche Candida-Infektionen, wie z. B. Infekt des Peritoneums, der Lunge und des Harntrakts. Kann kann bei Patienten mit bösartigen Erkrankungen, bei Patienten auf Intensivstation unter zytostatischer oder immunsuppressiver Therapie angewendet werden. Kryptokokken-Meningitis. Es können auch abwehrgeschwächte Patienten (z. B. bei AIDS oder nach Organtransplantationen) behandelt werden.

Zusätzlich für -50 mg/-100 mg: Candidurie. Candidosen oberflächlicher Schleimhäute wie rezidivierende oropharyngeale und ösophageale Candidosen, chronische-atrophische orale Candidosen (Mundhöhlenerkrankungen bei Zahnprothesenträgern, bei denen Zahnhygiene oder lokale Maßnahmen nicht ausreichen), nichtinvasive bronchopulmonale Candidosen (Schleimhaut der oberen Luftwege). Behandlungsversuch zur Vorbeugung der Kryptokokken-Meningitis (Rezidivprophylaxe) bei AIDS-Patienten.

Zusätzlich für -50 mg: Zeitlich begrenzter Behandlungversuch zur Vorbeugung von Candidosen bei Patienten mit bösartigen Erkrankungen während der Chemo- oder Strahlentherapie und bei abwehrgeschwächten Patienten (z. B. bei AIDS oder Chemotherapie). Vaginale Candidosen, die auf eine lokale Therapie nicht ansprechen.

Gegenanzeigen: Überempfindlichkeit gegen verwandte Azole, angeboren oder erworbene QT-Verlängerung, gleichzeitige Anwendung von Arzneimitteln, die ebenfalls zu einer Verlängerung des QT-Intervalls führen können, wie z. B. Antiarrhythmika der Klasse IA und III, Störungen des Elektrolythaushalts, besonders bei einer Hypokaliämie und Hypomagnesiämie, klinisch relevante Bradykardie und bei Herzrhythmusstörungen (z. B. bei schwerer Herzinsuffizienz), gleichzeitige Gabe von Cisaprid und Astemizol, gleichzeitige Einnahme von Terfenadin durch Patienten, die Fluconazol mehrmals in Dosen von 400 mg/die oder höher erhalten, Kinder unter einem Jahr.

Anwendungsbeschränkungen: Kinder unter 16 Jahren, Patienten mit schweren Leberfunktionsstörungen, Patienten, die gleichzeitig Fluconazol in Dosen <400 mg/Tag und Terfenadin erhalten. Kombinierte Gabe mit HMG-CoA-Reduktasehemmern wie Atorvastatin, hered. Galact.-Intol., Lactose-Mangel oder Gluc.-Galact.-Malabsorpt.

Schwangerschaft: Kontraindikation (außer bei akuter Lebensgefahr). Vor Beginn der Therapie Schwangerschaft ausschließen. Während der Therapie und bis sieben Tage nach Behandlungsende kontrazeptive Maßnahmen durchführen.

Stillzeit: Kontraindikation.

Bekannte Nebenwirkungen: Übelkeit, Verdauungsstörungen, Bauchschmerzen, Erbrechen, Blähungen, Durchfall, Schwindel, Kopfschmerzen, Krampfanfälle, periphere Nervenstörungen, Störungen des Geschmackssinns, schwere Überempfindlichkeitsreaktion (anaphylaktische Reaktion inkl. Angioödem, Gesichtsödem, Juckreiz), Veränderung des Blutbildes wie z. B. Leukozytopenie (einschließlich Neutropenie und Agranulozytose) und Thrombozytopenie, Hautausschläge, Alopezie, schwere Hauterkrankungen mit Exfoliation wie Stevens-Johnson-Syndrom und toxische epidermale Nekrolyse, Veränderung der Leberwerte (Erhöhung von alkalischer Phosphatase, Bilirubin, SGOT und

SGPT), schwere Leberfunktionsstörungen mit Leberentzündung und Gelbsucht, Leberzellnekrose mit Leberversagen und vereinzelten Todesfällen, Veränderung der Nierenwerte, Hypercholesterinämie, Hypertriglyceridämie, Hypokaliämie.
-200 mg zusätzlich: Ponceau 4R kann allergische Reaktion auslösen.
Wechselwirkungen mit anderen Mitteln: Antikoagulanzien: Senkung des Quick-Werts. Warfarin: vermehrt Blutungen (Blutergüsse, Zahnfleischbluten, gastrointestinale Blutungen, Teerstuhl und Hämaturie) in Verbindung mit Thromboplastinzeitverlängerung. Midazolam: Anstieg der Midazolam-Serumkonzentration und Zunahme seiner psychomotorischer Wirkung. Orale Antidiabetika vom Sulfonylharnstoff-Typ: Verlängerung der Serum-HWZ von gleichzeitig verabreichten oralen Antidiabetika vom Sulfonylharnstoff-Typ (Glibenclamid, Glipizid, Tolbutamid). Rifampicin: Senkung der Plasmakonzentration und Verkürzung der HWZ von Fluconazol. Rifabutin: Erhöhung des Rifabutin-Serumspiegels, Entstehung einer Uveitis. Tacrolimus: Erhöhung des Tacrolimus-Serumspiegels, Fälle von Nephrotox. Sirolimus: Anstieg der Sirolimus-Plasmakonzentration. Phenytoin: Erhöhung des Phenytoin-Serumspiegels. Hydrochlorothiazid: Erhöhung des Fluconazol-Plasmaspiegels. Ciclosporin: Anstieg des Ciclosporin-Spiegels. Prednison: Addison-Krise nach Absetzen (Zunahme des Prednison-Abbaus). Theophyllin: Senkung der Plasma-Clearance von Theophyllin. Terfenadin: Nach Verlängerung der QTC-Zeit schwere Herzrhythmusstörungen. Cisaprid: Kardiale Nebenwirkungen einschließlich Torsades de pointes. Astemizol: Verlängerung des QT-Intervalls und schwere ventrikuläre Arrhythmie, Torsades de pointes und Herzstillstand. Zidovudin: Erhöhter Zidovudin-Serumspiegel. HMG-CoA-Reduktasehemmer wie Atorvastatin: Erhöhtes Risiko einer Myopa-

thie oder Rhabdomyolyse (Muskelschmerzen, Kraftlosigkeit oder Schwäche).

Hinweise: Engmaschige Kontrolle der Leber- und Nierenwerte sowie des Blutbilds. Wenn sich ein Hautausschlag entwickelt, sollte Fluconazol abgesetzt werden. Kontrolluntersuchungen bei gleichzeitiger Gabe von Xanthin-Basen, weiteren Antiepileptika und Isoniazid durchführen.

Dosierungsform/Dosierungsanleitung: Die Dosis wird durch Art und Schwere der Infektion, durch die Empfindlichkeit der verursachenden Erreger sowie durch Alter, Körpergewicht und Nierenfunktion des Patienten bestimmt. Systemcandidosen: Therapiebeginn mit 400 mg einmal täglich am ersten Behandlungtag, anschließend 200 mg einmal täglich. Bei Bedarf erhöhen auf 400 mg einmal täglich. Bei lebensbedrohlichen Mykosen 800 mg einmal täglich. Mögliche Therapie der Kryptokokken-Meningitis: Therapiebeginn mit 400 mg einmal täglich am ersten Behandlungtag, anschließend 200 mg einmal täglich.

Zusätzlich für -50 mg/-100 mg: Candidurie: Einmal täglich 50 mg, bei Bedarf einmal täglich 100 mg. Rezidivierende oropharyngeale, ösophageale, nichtinvasive bronchopulmonale Candidose: Einmal täglich 50 mg, bei Bedarf einmal täglich 100 mg. Chronisch-atrophische Candidose bei Zahnprothesenträgern: Einmal täglich 50 mg. Prophylaxe der Kryptokokken-Meningitis: Einmal täglich mindestens 100 mg.

Zusätzlich für -50 mg: Zeitlich begrenzter Behandlungversuch zur Vorbeugung von Candidosen: Einmal täglich 50 mg. Bei Patienten während zytotoxischer Chemo- oder Strahlentherapie und infolge Neutropenie zu erwartende systemische Candidose: Einmal täglich 400 mg. Vaginale Candidosen: 150 mg als Einzeldosis.

Itracol® HEXAL®/-7 HEXAL® Kapseln *rezeptpflichtig*

Arzneizusammensetzung: 1 Kapsel enthält: Itraconazol 100 mg.
Weitere Bestandteile: Gelatine, Glucosesirup, Hypromellose, Macrogol 20 000, Maisstärke, Sucrose, Titandioxid (E 171), Indigocarmin (E 132), Erythrosin (E 127).
Anwendungsgebiete: Oberflächliche Mykosen wie Dermatomykosen (z. B. Tinea corporis, T. cruris, T. pedis, T. manus), Pityriasis versicolor, durch Dermatophyten und/oder Hefen verursachte Pilzinfektion der Finger- und Zehennägel, die mit Onycholysis und/oder Hyperkeratose einhergehen, mykotische Keratitis durch Aspergillus spp., Hefen (Candida), Fusarium spp. Systemische Mykosen wie Candidose, Aspergillose, nichtmeningeale Kryptokokkose, Histoplasmose, Sporotrichose, Paracoccidioidomykose, Blastomykose und andere selten auftretende systemische Mykosen. Behandlung einer Kryptokokken-Meningitis bei Patienten, die auf Amphotericin B/Flucytosin nicht ansprechen oder bei denen Amphotericin B/Flucytosin aufgrund einer Nierenschädigung oder aus anderen Unverträglichkeitsgründen kontraindiziert sind.
Gegenanzeigen: Gleichzeitige Anwendung von Terfenadin, Astemizol, Mizolastin, Cisaprid, Dofetilid, Chinidin, Pimozid, über Cytochrom-P450-3A4-metabol. HMG-CoA-Reduktase-Inhibitoren wie Simvastatin und Lovastatin, Triazolam und orale Darreichungsform von Midazolam. Mutterkornalkaloide wie Dihydroergotamin, Ergometrin, Ergotamin, Methylergometrin.
Anwendungsbeschränkungen: Patienten mit dekompensierter Herzinsuffizienz. Gemeinsame Anwendung mit Kalziumkanalblockern, erniedrigter Azidität des Magens. Patienten mit vorbestehender Lebererkrankung. Patienten, die in systemischer Indikation behandelt werden. Patienten mit wesentlicher Beeinträchtigung der Gesundheit. Patienten, die andere hepatotoxische Arz-

neimittel einnehmen (Überwachung der Leberfunktion während der Einnahme von Itracol HEXAL/-7 HEXAL). Patienten mit erhöhten Leberenzymen, bestehender Lebererkrankung. Patienten, bei denen eine hepatotoxische Lebererkrankung nach Anwendung anderer Arzneimittel aufgetreten ist (Überwachung der Leberenzyme). Patienten mit Leberzirrhose. Patienten mit Niereninsuffizienz (eventuell Dosisanpassung). Immunsupprimierte Patienten, Patienten mit unmittelbar lebensbedrohlicher, systemischer Pilzinfektion. AIDS-Patienten. Allergie auf andere Azole. Bei Auftreten von Neuropathie Behandlungsabbruch. Kinder (aufgrund begrenzter Erfahrungen, außer bei Systemmykosen). Kinder unter 18 Jahren mit Nagelmykosen (keine ausreichenden Erfahrungen).
Schwangerschaft: Kontraindikation (außer bei vitaler Indikation bei Systemmykosen strenge Indikationsstellung). Schwangerschaftsverhütung bis vier Wochen nach Behandlungsende.
Stillzeit: Strenge Indikationsstellung.
Bekannte Nebenwirkungen: Sehr selten: anaphylaktische, anaphylaktoide und allergische Reaktion, Hypokaliämie, periphere Neuropathie, Kopfschmerzen, Schwindel, dekompensierte Herzinsuffizienz, Lungenödem, abdominale Schmerzen, Erbrechen, Dyspepsie, Übelkeit, Diarrhöe, Obstipation, schwere Lebertox. (einschließlich einiger letaler Fälle von akutem Leberversagen), Hepatitis, reversibler Anstieg der Leberenzyme, Stevens-Johnson-Syndrom, Angioödem, Urtikaria, Haarausfall, Photosensitivität, Ausschlag, Pruritus, Menstruationsstörungen, Ödeme. Bei Langzeittherapie mit hohen Itraconazol-Dosen (600 mg Itraconazol/Tag) in Einzelfällen schwere Hypokaliämie, milder Bluthochdruck, Spannungsgefühl in der Brust, reversible Hemmung der Ausschüttung von Nebennierenrindenhormonen.
Wechselwirkungen mit anderen Mitteln: Arzneimittel zur

Senkung des Magensäuregehalts beeinträchtigen die Aufnahme von Itraconazol. Rafimpicin, Rifabutin und Phenytoin: Bioverfügbarkeit von Itraconazol wird vermindert, deutliche Beeinträchtigung der Wirksamkeit möglich (gleichzeitige Anwendung mit diesen potenten Enzyminduktoren nicht empfohlen). Für andere Enzyminduktoren, wie Carbamazepin, Phenobarbital und Isoniazid, können ähnliche Wechselwirkungen angeommen werden. Stark wirksame Inhibitoren dieser Enzyme, wie Ritonavir, Indinavir, Clarithromycin und Erythromycin, können die Bioverfügbarkeit von Itraconazol steigern. Itraconazol kann die Verstoffwechselung von Arzneimitteln, die über CYP-3A abgebaut werden, hemmen. Daraus kann sich für diese Arzneimittel eine stärkere und/oder verlängerte Wirkung, einschließlich der Nebenwirkungen, ergeben. Abhängig von der Dosis und Behandlungsdauer fällt nach Behandlungsende die Itraconazol-Plasmakonzentration allmählich ab. Dieses sollte in Bezug auf die inhibitorische Wirkung von Itraconazol auf Begleit-Arzneimittel berücksichtigt werden, z. B. Astemizol, Cisaprid, Dofetilid, Levacetylmethadol, Mizolastin, Pimozid, Chinidin, Sertindol und Terfenadin: Die gleichzeitige Einnahme ist kontraindiziert, da sie zu erhöhten Wirkstoffkonzentrationen im Plasma führt, was wiederum die Verlängerung des QT-Intervalls und in seltenen Fällen Herzrhythmusstörungen (Torsade de pointes) zur Folge haben kann; über Cytochrom-P450-3A4 metabolisierte HMG-CoA-Reduktase-Inhibitoren wie Lovastatin und Simvastatin; Triazolam und orale Darreichungsformen von Midazolam; Mutterkorn-Alkaloide wie Dihydroergotamin, Ergometrin, Ergotamin und Methylergometrin. Kalziumkanalblocker: Zusätzlich zu möglich pharmakokinetischen Wechselwirkungen unter Beteiligung der Arzneimittel-metabolisierenden Enzyme CYP-3A4 können Kalziumkanalblocker negativ inotrope Wirkung haben, welche die von Itraconazol verstärken können. Folgende Wirkstoffe sollten mit Vorsicht angewendet werden und deren Plasmakonzentration, Wirkungen oder Nebenwirkungen sollten überwacht werden. Ggf. sollte deren Dosis bei gleichzeitiger Anwendung reduziert werden: Orale Antikoagulanzien; HIV-Protease-Inhibitoren wie Ritonavir, Indinavir, Saquinavir; bestimmte Zytostatika wie Busulphan, Docetaxel, Trimetrexat und Vinca-Alkaloide; bestimmte Immunsuppressiva: Ciclosporin, Rapamycin (auch als Sirolimus bekannt) und Tacrolimus; bestimmte, über Cytochrom-P450-3A4 metabolisierte HMG-CoA-Reduktaseinhibitoren wie Atorvastatin; bestimmte Glukokortikoide wie Budenosid, Dexamethason und Methylprednisolon; andere: Alfentanil, Alprazolam, Brotizolam, Buspiron, Carbamazepin, Cilostazol, Digoxin, Disopyramid, Ebastin, Eletriptan, Halofantrin, Midazolam i. v., Reboxetin, Repaglinid, Rifabutin.

Toxikologie: Spezielle Gegenmaßnahmen sind nicht bekannt. Allgemeine Richtlinien zur Behandlung einer Intoxikation (Aktivkohle, Magenspülung). Itraconazol kann nicht durch Hämodialyse eliminiert werden.

Dosierungsform/Dosierungsanleitung: Onychomykosen (Intervalltherapie): zweimal täglich zwei Kapseln über eine Woche, dann Einnahmepause über drei Wochen. Onychomykosen (kontinuierliche Therapie) wie Fußnägel mit oder ohne Befall der Fingernägel: einmal täglich zwei Kapseln (entspricht 200 mg Itraconazol), Behandlungdauer in der Regel drei Monate.

Oberflächliche Mykosen wie Dermatomykosen: Einmal täglich eine Kapsel (entspricht 100 mg Itraconazol), Behandlungdauer zwei Wochen, oder einmal täglich zwei Kapseln (entspricht 200 mg Itraconazol), Behandlungsdauer sieben Tage.

Dermatomykosen der Handinnenflächen und Fußsohlen: Einmal täglich eine Kapsel (entspricht 100 mg Itraconazol), Behand-

lungsdauer vier Wochen, oder zweimal täglich zwei Kapseln (entspricht 400 mg Itraconazol), Behandlungsdauer sieben Tage.
Pityriasis versicolor: Einmal täglich zwei Kapseln (entspricht 200 mg Itraconazol), Behandlungsdauer sieben Tage.
Mykotische Keratitis: Einmal täglich zwei Kapseln (entspricht 200 mg Itraconazol), Behandlungsdauer drei Wochen.
Systemmykosen wie Candidose: Einmal täglich eine bis zwei Kapseln (entspricht 100 – 200 mg Itraconazol). Bei invasiver oder disseminierter Krankheit auf zweimal täglich (morgens und abends) zwei Kapseln (entspricht 400 mg Itraconazol) erhöhen, Behandlungsdauer drei Wochen bis sieben Monate.
Aspergillose: Einmal täglich zwei Kapseln (entspricht 200 mg Itraconazol). Bei invasiver oder disseminierter Krankheit auf zweimal täglich (morgens und abends) zwei Kapseln (entspricht 400 mg Itraconazol) erhöhen, Behandlungsdauer zwei bis fünf Monate.
Nichtmeningeale Kryptokokkose: Einmal täglich zwei Kapseln (entspricht 200 mg Itraconazol). In klinischen Studien wurden auch höhere Dosen bis zu 600 mg/Tag angewendet, Behandlungsdauer zwei Monate bis ein Jahr.
Kryptokokken-Meningitis: Initialtherapie: zweimal täglich (morgens und abends) zwei Kapseln (entspricht 400 mg Itraconazol). In klinischen Studien wurden auch höhere Dosen bis zu 600 mg/Tag angewendet. Behandlungsdauer acht bis zehn Wochen.
Histoplasmose: Einmal täglich zwei Kapseln bis zweimal täglich (morgens und abends) zwei Kapseln (entspricht 200 – 400 mg Itraconazol), Behandlungsdauer acht Monate.
Lymphokutane und kutane Sporotrichose: Einmal täglich eine Kapsel (entspricht 100 mg Itraconazol), Behandlungsdauer drei Monate.
Paracoccidioidomykose: Einmal täglich eine Kapsel (entspricht 100 mg Itraconazol), Behandlungsdauer sechs Monate.

Chromomykose: Einmal täglich eine bis zwei Kapseln (entspricht 100-200 mg Itraconazol), Behandlungsdauer sechs Monate.
Blastomykose: Einmal täglich eine Kapsel bis zweimal täglich (morgens und abends) zwei Kapseln (entspricht 100-400 mg Itraconazol), Behandlungsdauer sechs Monate. Kapseln unzerkaut direkt nach einer Mahlzeit mit etwas Flüssigkeit einnehmen.

Lamisil® 250 mg Tabletten *rezeptpflichtig*

Arzneizusammensetzung: 1 Tablette enthält: Terbinafin-HCl 281,3 mg (entspricht 250 mg Terbinafin).
Weitere Bestandteile: Hochdisperses Siliciumdioxid, Magnesiumstearat, Hypromellose, Poly(O-carboxymethyl)stärke, Natriumsalz, mikrokristalline Cellulose.
Anwendungsgebiete: Durch Dermatophyten verursachte Pilzinfektionen der Finger- und Zehennägel (distal-subunguale Onychomykose). Bei Mischinfektionen der Nägel mit Hefen (distal-subungualer Typ) Behandlungsversuch angezeigt. Schwere therapieresistente Pilzinfektionen der Füße (Tinea pedis) und des Körpers (T. corporis und T. cruris), durch Dermatophyten verursacht. Vor Beginn der Behandlung zur Sicherung der Diagnose Labortests empfohlen. Tabletten bei Hefepilzerkrankungen der Haut (Candidose, Pityriasis versicolor) nicht wirksam.
Gegenanzeigen: Nagelmykosen infolge primär bakterieller Infektion, Alkoholabhängigkeit. Chronische oder akute Lebererkrankungen.
Anwendungsbeschränkungen: Kinder (klinische Erfahrung begrenzt).
Schwangerschaft: Strenge Indikationsstellung.
Stillzeit: Kontraindikation.
Bekannte Nebenwirkungen: Sehr häufig gastrointest. Beschwerden (Völlegefühl, Appetitlosigkeit, Verdauungsstörungen,

Übelkeit, leichte Bauchschmerzen, Durchfall), allergische Hautreaktionen (Ausschlag, Urtikaria) und das Muskel- und Skelettsystem betreffende Reaktionen (Myalgien, Arthralgien). Gelegentlich Kopfschmerzen sowie Geschmacksstörungen oder Geschmacksverlust, in der Regel nach Absetzen innerhalb von 15 Wochen reversibel. In Einzelfällen können Geschmacksstörungen oder -verlust auch länger (bis zu zwei Jahren) dauern. In sehr seltenen Fällen führten die Geschmacksstörungen zu Appetitlosigkeit, die durch verminderte Nahrungsaufnahme einen ungewollten Gewichtsverlust verursachte. Selten: Klinisch relevante Störungen der Leberfunktion (primär cholestatischer Natur). Sehr selten: Auftreten oder Verschlechterung eines kutanen oder systematischen Lupus erythematodes. Vereinzelte Fälle von Agranulozytose, Lymphopenie, Thrombozytopenie. Leberversagen mit nachfolgender Lebertransplantation oder Todesfolge. In der Mehrzahl dieser Fälle hatten die Patienten schwerwiegende Grunderkrankungen. Haarausfall (ein kausaler Zusammenhang nicht bestätigt). In Einzelfällen schwere Hautveränderungen (z. B. Stevens-Johnson-Syndrom, toxisch epidermale Nekrolyse). Einzelfälle anaphylaktischer Reaktionen (einschließlich Angioödeme).

Wechselwirkungen mit anderen Mitteln: Gleichzeitige Einnahme metabolisch aktivierender Arzneimittel (z. B. Rifampicin) kann zur Beschleunigung der Plasmaclearance von Terbinafin führen. Gleichzeitige Einnahme von Cytochrom-P-450-Hemmstoffen (z. B. Cimetidin): Hemmung der Plasmaclearance von Terbinafin. Ggf. Anpassung der Dosis von Lamisil. Terbinafin hemmt den durch das Isoenzym CYP2D6 vermittelten Metabolismus. Evtl. klinische Relevanz für Substanzen, die dieses Enzym verstoffwechselt und mit engmaschigem Therapiefenster, wie trizyklische Antidepressiva (TCA), selektive Serotoninwiederauf-

nahme-Hemmstoffe (SSRI), Monoaminoxidase-Inhibitoren MAO I) vom Typ B, Antiarrhythmiker der Klasse 1C und β-Rezeptorenblocker. Reduktion der Clearance von Ciclosporin um 15 %. Erhöhung oder Senkung der Prothrombinzeit bei gleichzeitig Einnahme von Terbinafin und Warfarin möglich. Menstruationsstörungen bei gleichzeitiger Einnahme von Terbinafin und oralen Kontrazeptiva möglich.
Toxikologie: Symptome: Kopfschmerzen, Übelkeit, Schmerzen im Oberbauch, Schwindel. Ggf. Gabe von Aktivkohle, symptomatische Therapie.
Vorsichtsmaßnahmen bei der Anwendung: Vor Einnahme sollten vorbestehende Lebererkrankungen abgeklärt werden. In sehr seltenen Fällen Hepatotoxizität, u. U. mit Transplantation oder Tod. Deshalb Empfehlung zur Bestimmung von Serum-Transaminasen. Keine Empfehlung zur Anwendung bei vorbestehenden Lebererkrankungen, nach sorgfältiger Abwägung von Nutzen und Risiko ggf. Halbierung der Dosis und Kontrolluntersuchungen. Hinweis an den Patienten auf Beachtung von Symptomen wie Übelkeit, Müdigkeit, dunkler Urin, Schmerzen im Verdauungstrakt usw., ggf. Medikament absetzen und Leberfunktion überprüfen. Bei eingeschränkter Nierenfunktion (Kreatininclearance ≤50 ml/min, bzw. **Serumkreatinin ≥ 300 µmol/l** bzw. 3 mg/dl) Halbierung der Dosis. Bei Immunschwäche und Einnahme länger als sechs Wochen eventuell großes Blutbild bestimmen.
Dosierungsform/Dosierungsanleitung: Täglich eine Tablette morgens oder abends vor, während oder nach der Mahlzeit. Keine Dosisanpassung bei älteren Patienten erforderlich. Dosishalbierung bei vorbestehender eingeschränkter Nierenfunktion (**Kreatininclearance ≥ 50 ml/min**). Behandlungsdauer: Onychomykose: in der Regel drei Monate. Nur Fingernägel: U. U.

sechs Wochen ausreichend. Zehennagelinfektionen, insbesondere Befall des Großzehennagels: U. U. längere Therapiedauer **(≥ sechs Monate)**. Mischinfektionen mit Hefen: Fortsetzung der Therapie nur bei Ansprechen in den ersten zwei bis drei Wochen. T. pedis interdigitalis, plantaris, T. corporis, T. cruris: Vier bis sechs Wochen.

Nizoral® Tabletten *rezeptpflichtig*

Arzneizusammensetzung: 1 Tablette enthält: Ketoconazol 200 mg.

Weitere Bestandteile: Lactose, Povidon, Magnesiumstearat, Maisstärke, mikrokristalline Cellulose, hochdisperses Siliciumdioxid.

Anwendungsgebiete: 1. Mykosen der Haut, Haare, Schleimhaut (Ausnahme Mikrosporie), verursacht durch Dermatophyten, Hefepilze u. a. Pilze, wenn äußerliche Anwendung aufgrund lokaler Besonderheiten unwirksam ist. 2. Organ- und Systemmykosen, mit Ausnahme des Aspergilloms. 3. Krankheits- oder behandlungsbedingte Abwehrschwäche (Prophylaxe von Pilzinfektionen). 4. Chronische rezidivierende Vaginalmykosen, die auf lokale Therapien nicht ansprechen.

Gegenanzeigen: Akute oder chronische Lebererkrankungen. Gleichzeitige Anwendung mit Terfenadin, Astemizol, Mizolastin, Cisaprid, Triazolam, oralen Darreichungsformen von Midazolam, Dofetilid, Chinidin, Pimozid, Domperidon, über CYP-3A4 metabol. HMG-CoA-Reduktase-Inhibitoren wie Simvastatin und Lovastatin.

Anwendungsbeschränkungen: Pilzinfektion des Zentralnervensystems nicht mit Ketoconazol oral behandeln, da Substanz nicht ausreichend in das Zentralnervensystem eindringt. Patienten mit erhöhten Leberenzymen oder mit hepatotoxischer Reaktion nach Anwendung anderer Arzneimittel. In diesen Fällen Leberenzyme überwachen. Langzeitbehandlung mit Ketoconazol bei nicht lebensbedrohlicher Erkrankung. Kinder <15 kg Körpergewicht (begrenzte Erfahrungen).

Schwangerschaft: Kontraindikation. Vor und während der Therapie Schwangerschaft ausschließen.

Stillzeit: Kontraindikation.

Bekannte Nebenwirkungen: Häufig: Übelkeit, Erbrechen, Bauchschmerzen, Pruritus. Selten: Thrombozytopenie, Parästhesie, Impotenz. Gelegentlich: Kopfschmerzen, Schwindel, Photophobie, Durchfall, Dyspepsie, reversibler Anstieg der Leberenzyme, Hautausschlag, Alopezie, reversible Gynäkomastie (bei höherer Dosis als der empfohlenen Tagesdosis von 200 – 400 mg). Sehr selten: hämolytische Anämie, allergische Reaktion einschließlich Einzelfälle mit anaphylaktischem Schock, reversibler Anstieg des Hirndrucks (z. B. Papillenödem, Vorwölbung der Fontanelle bei Säuglingen), schwere Hepatotoxie einschließlich Ikterus, Hepatitis, biopsiebestätigte Lebernekrose, Leberversagen einschließlich letaler Fälle oder Fällen, die eine Lebertransplantation erforderlich machten. Bei einigen Patienten lagen keine offensichtlichen Risikofaktoren für eine Lebererkrankung vor. Einige dieser Fälle innerhalb des ersten Behandlungsmonats bzw. innerhalb der ersten Behandlungwoche. Menstruationsstörungen, Oligospermie (bei höherer Dosis als der empfohlenen Tagesdosis von 200 – 400 mg). Im therapeutischen Dosisbereich von 200 mg Ketoconazol (einmal täglich) eventuell vorübergehendes Absinken des Testosteron-Plasmaspiegels möglich (Normalisierung innerhalb von 24 Stunden nach Verabreichung). Im ACTH-Test verminderter Anstieg der Kortikosteroide.

Wechselwirkungen mit anderen Mitteln: Enzyminduzierte Arzneimittel wie Rifampicin, Rifabutin, Carbamazepin, Isoniazid

und Phenytoin: Deutliche Verminderung der Bioverfügbarkeit von Ketoconazol. Ritonavir: Bioverfügbarkeit von Ketoconazol erhöht (ggf. Dosisreduzierung von Ketoconazol). Ketoconazol kann die Verstoffwechselung von Arzneimitteln, die über bestehende P450-Enzyme der Cytochrom-3A-Familie abgebaut werden, hemmen. Ggf. stärkere und/oder verlängernde Wirkung einschließlich die Nebenwirkungen dieser Arzneimittel möglich (siehe Gegenanzeigen und Anwendungbeschränkungen). Arzneimittel, deren Plasmaspiegel, Wirkung oder Nebenwirkungen überwacht werden sollten. Ggf. deren Dosis bei gleichzeitiger Anwendung mit Ketoconazol reduzieren: Mutterkornalkaloide (Ergotamin, Dihydroergotamin); orale Antikoagulanzien; HIV-Protease-Inhibitoren wie Indinavir, Saquinavir; bestimmte Zytostatika wie Vinca-Alkaloide, Busulphan und Docetaxel; über CYP450-3A4 metabolisierende Kalziumkanalblocker wie Dihydropyridine und möglicherweise Verapamil; bestimmte Immunsuppressiva wie Ciclosporin, Tacrolimus, Rapamycin (= Sirolimus); andere: Digoxin, Carbamazepin, Buspiron, Alfentanil, Sildenafil, Alprazolam, Brotizolam, Midazolam i.v., Rifabutin, Methylprednisolon, Trimetrexat, Ebastin, Reboxetin.
Alkohol: In Einzelfällen disulfiramähnliche Unverträglichkeitsreaktion (charakteristisch durch Hautrötung mit Hitzegefühl, Exanthem, periphere Ödeme, Übelkeit und Kopfschmerzen).
Toxikologie: Innerhalb der ersten Stunde nach Einnahme Magenspülung. Gabe von Aktivkohle.
Vorsichtsmaßnahmen bei der Anwendung: Patienten anweisen, Anzeichen und Symptome bei vermuteter Hepatitis unverzüglich dem Arzt mitzuteilen. Behandlung dann sofort beenden und Leberfunktion überprüfen.
Hinweise: Zwischen vorhergehender Griseofulvin-Gabe und Anwendung von Nizoral ein mindestens vierwöchiger Intervall

liegen! Bei allen Patienten Überwachung der Leberfunktion in Betracht ziehen. Es wird empfohlen, die Leberfunktion vor Behandlungbeginn und in regelmäßigen Abständen zu überprüfen. Bei Patienten mit Nebennierenrindeninsuffizinez oder in andauernden Stresssituationen (große chirurgische Eingriffe, Intensivmedizin usw.) die Funktion der Nebennierenrinde überprüfen. Bei Diabetikern zu Anfang der Behandlung in regelmäßigen Abständen Blutzuckerkontrollen durchführen. Bei erniedrigter Azidität des Magens wird die Resorption von Ketoconazol beeinträcht. Bei gleichzeitiger Behandlung mit säureneutralisierenden Arzneimitteln (z. B. Aluminiumhydroxid) diese frühestens zwei Stunden nach Einnahme von Nizoral Tabletten einnehmen. Patienten mit Achlorhydrie, bestimmten AIDS-Patienten oder Patienten, die Arzneimittel zur Verminderung der Magensekretion (z. B. H_2-Antagonisten, Inhibitoren der Protonenpumpe) einnehmen, sollten Nizoral Tabletten mit einem Cola-Getränk einnehmen. Die Anwendungsdauer ist auf zwölf Monate begrenzt.
Dosierungsform/Dosierungsanleitung: Einnahme während der Mahlzeiten: Einmal täglich eine Tablette entspricht 200 mg Ketoconazol. Bei Vaginalmykosen: Einmal täglich zwei Tabletten entspricht 400 mg; Kinder mit 15 – 30 kg Körpergewicht: einmal täglich eine halbe Tablette entspricht 100 mg. Kinder >30 kg Körpergewicht wie Erwachsene. Dauer der Anwendung: Mundsoor: Ca. acht bis 15 Tage. Haut- und Haarmykosen: Bis zu zwei Monate. Systemmykosen, mit Ausnahme des Aspergilloms: Ca. ein bis zwei Monate. Paracoccidioidomykosen, Histoplasmosen: Zwei bis sechs Monate. Chronische mucocutane Candidosen: Sechs bis zwölf Monate. Vaginalmykosen: Etwa fünf bis zehn Tage. Bei Symptomfreiheit und negativen Kulturen, Dosis noch mindestens eine Woche ohne Unterbrechung beibehalten.

Sempera® 7 Kapseln *rezeptpflichtig*

Arzneizusammensetzung: 1 Kapsel enthält: Itraconazol 100 mg.
Weitere Bestandteile: Saccharose, Maisstärke, Glucosesirup, Hypromellose, Macrogol 20 000, Gelatine, Farbstoffe E 171, E 132, E 127.

Anwendungsgebiete: Wenn äußerliche Behandlung unwirksam: Dermatomykosen (z. B. Tinea corporis, -cruris, -pedis, -manus), Pityriasis versicolor; durch Dermatophyten und/oder Hefen verursachte Pilzinfektionen der Finger- und Zehennägel, die mit Onycholyse und/oder Hyperkeratose einhergehen.

Gegenanzeigen: Gleichzeitige Anwendung mit Terfenadin, Astemizol, Mizolastin, Cisaprid, Dofetilid, Chinidin, Pimozid, CYP-450-3A4- metabolisierten HMG-CoA-Reduktase-Inhibitoren wie Simvastatin und Lovastatin, Triazolam und oralen Darreichungsformen von Midazolam.

Anwendungsbeschränkungen: Patienten mit dekompensierter Herzinsuffizienz, auch anamnestisch (Risikofaktoren wie z. B. koronare Herzkrankheit und/oder Herzklappenerkrankung, schwere Lungenerkrankung, Nierenversagen und andere Erkrankungen, die zu Ödemen führen können, beachten). Gleichzeitige Anwendung von Calciumkanalblockern. Kinder: Bei Nagelmykosen: Kinder und Personen unter 18 Jahren (keine ausreichenden Erfahrungen). Patienten mit erhöhten Leberenzymen, aktiver Lebererkrankung. Patienten mit Arzneimittel-induzierter hepatotoxischer Lebererkrankung ggf. Überwachung der Leberenzyme. Patienten, die auf Azole allergisch reagieren.

Schwangerschaft: Kontraindikation. Schwangerschaftsverhütung bis vier Wochen nach Behandlungsende.

Stillzeit: Strenge Indikationsstellung.

Bekannte Nebenwirkungen: Häufig: Gastrointestinale Beschwerden (Übelkeit, Erbrechen, Diarrhö, abdominale Schmerzen, Obstipation, Dyspepsie). Seltener: Kopfschmerzen, Hepatitis, Schwindel, Menstruationsstörungen, Überempfindlichkeitsreaktionen (Juckreiz, Hautrötung, Nesselsucht und Angioödem), reversible Leberenzymanstiege, periphere Neuropathie. Falls diese auf Sempera zurückgeführt werden kann, Behandlung abbrechen. Weiterhin Stevens-Johnson-Syndrom, Alopezie, Hypokaliämie, Ödeme, dekompensierte Herzinsuffizienz, Lungenödeme. Selten: Anstieg der Photosensitivität. Sehr selten: Fälle von schwerer Lebertox. einschließlich einiger letaler Fälle von akutem Leberversagen. Bei Langzeittherapie in hohen Dosen (600 mg/Tag) in Einzelfällen schwere Hypokaliämie, milde Hypertonie, Spannungsgefühl der Brust, reversibel Hemmung der Ausschüttung von NNR-Hormonen.

Wechselwirkungen mit anderen Mitteln: Durch enzyminduzierende Arzneimittel, z. B. Rifampicin, Rifabutin und Phenytoin, Verminderung der Bioverfügbarkeit. Für andere Enzyminduktoren wie Carbamazepin, Phenobarbital und Isoniazid können ähnliche Wechselwirkungen angenommen werden. Itraconazol wird hauptsächlich über CYP-450-3A4 metabolisiert. Stark wirksame Inhibitoren dieser Enzyme können die Bioverfügbarkeit steigern. Beispiele: Ritonavir, Indinavir, Clarithromycin, Erythromycin. Bei erniedrigter Azidität des Magens wird die Resorption von Itraconazol beeinträchtigt. Bei gleichzeitiger Behandlung mit säureneutralisierenden Arzneimitteln diese frühestens zwei Stunden nach Einnahme von Sempera einnehmen. Patienten mit Achlorhydrie, bestimmte AIDS-Patienten oder Patienten, die Arzneimittel zur Verminderung der Magensekretion (z. B. H_2-Antagonisten, Inhibitoren der Protonenpumpe) einnehmen, sollten Sempera® 7 mit einem Cola-Getränk einnehmen. Mögliche Hemmung der Verstoffwechselung von Arzneimitteln, die über Enzyme der CYP-3A-Familie abgebaut werden, ggf. stärkere und/oder verlängerte Wirkung einschließlich der Nebenwirkungen dieser Arzneimittel möglich. Beispiele von Arzneimitteln, die nicht gleichzeitig mit Itraconazol angewendet werden dürfen: Terfenadin, Astemizol, Mizolastin, Cisaprid, Chinidin, Dofetilid, Pimozid, über CYP-450-3A4 metabol. HMG-CoA-Reduktasehemmer wie z. B. Lovastatin und Simvastatin. Midazolam bei oraler Behandlung, Triazolam. Calciumkanalblocker können eine negativ inotrope Wirkung haben, welche die von Itraconazol verstärken können; Itraconazol kann den Metabolismus von Calciumkanalblockern hemmen (siehe auch Anwendungsbeschränkungen). Arzneimittel, deren Plasmaspiegel, Wirkungen und Nebenwirkungen überwacht werden sollten, ggf. Dosisreduktion dieser Arzneimittel: Orale Antikoagulanzien, HIV-Proteasen-Inhibitoren wie Ritonavir, Indinavir, Saquinavir, bestimmte Zytostatika wie Vinca-Alkaloide, Busulphan, Docetaxel und Trimetrexat über CYP-450-3A4 metabol. Calciumkanalblocker wie Dihydropyridine und Verapamil, bestimmte Immunsuppressiva wie Ciclosporin, Tacrolimus, Rapamycin (= Sirolimus) und andere (Digoxin, Carbamazepin, Buspiron, Alfentanil, Alprazolam, Brotizolam, Midazolam i.v., Rifabutin, Methylprednisolon, Ebastin, Reboxetin).

Toxikologie: Spezielle Gegenmaßnahmen sind nicht bekannt. Allgemeine Richtlinien zur Behandlung einer Intoxikation (Aktivkohle, Magenspülung). Itraconazol kann nicht durch Hämodialyse eliminiert werden.

Hinweise: Bei Patienten mit Anzeichen und Symptomen einer vermuteten Hepatitis Behandlung sofort stoppen und Leberfunktion überprüfen. Bei Patienten mit Anzeichen und Symptomen einer dekompensierten Herzinsuffizienz Behandlung abbrechen. Dosierungsform/Dosierungsanleitung: Itraconazol verbleibt wesentlich länger in Haut und Nägeln als im Blut. Eine optimale

Heilung wird daher bei Pilzerkrankungen der Haut zwei bis vier Wochen, bei Pilzerkrankung der Nägel sechs bis neun Monate nach Absetzen von Sempera® 7 erreicht.
Onychomykosen: Intervalltherapie: Ein Intervall = zweimal täglich zwei Kapseln über eine Woche, dann Einnahmepause über drei Wochen. Behandlungsdauer: In der Regel drei Intervalle, also insgesamt drei Monate. Bei alleinigem Befall der Fingernägel kann eine kürzere Behandlungsdauer ausreichen. Insbesondere bei Befall der Zehennägel kann der endgültige Therapieerfolg erst nach weiteren drei Monaten (ohne Behandlung) eintreten. Bei Therapie von Onychomykosen aus toxischen Gründen nicht länger als drei Monate. Um ein gutes Ergebnis zu erreichen, den erkrankten Nagelbereich vor Behandlungsbeginn möglichst wenig traumatisierend (z. B. mit Harnstoffsalben) entfernen.
Dermatomykosen: Einmal täglich zwei Kapseln, Behandlungsdauer sieben Tage. Dermatomykosen der Handinnenflächen und Fußsohlen: Zweimal täglich zwei Kapseln, Behandlungsdauer sieben Tage. Pityriasis versicolor: einmal täglich zwei Kapseln, Behandlungsdauer sieben Tage. Bei Leberinsuffizienz ist terminale Halbwertzeit etwas verlängert und orale Bioverfügbarkeit von Itraconazol vermindert. Bei Niereninsuffizienz kann Bioverfügbarkeit erniedrigt sein, ggf. Dosisanpassung. Einnahme unzerkaut direkt nach einer Mahlzeit mit etwas Flüssigkeit.

13.4 Lacke

Loceryl® Nagellack Lösung *apothekenpflichtig*

Arzneizusammensetzung: 1 ml enthält: Amorolfin-HCl 55,74 mg (entspricht 50 mg Amorolfin).

Weitere Bestandteile: Ethanol, absolutes; Ethylacetat, Poly

(ethylacrylat, methylmethacrylat, trimethylammonioethylmethacrylat-chlorid)1:2:0,2, Butylacetat, Triacetin.
Anwendungsgebiete: Nagelmykosen (insbesondere im distalen Bereich mit einem Befall unter 80 % der Nageloberfläche), verursacht durch Dermatophyten und Hefen.
Gegenanzeigen: Darf bei Patienten, die auf die Behandlung überempfindlich reagiert haben, nicht wieder verwendet werden. Bei entzündlichen periungualen Veränderungen, Diabetes, Durchblutungsstörungen, Fehlernährung, Alkoholmissbrauch, in der Schwangerschaft und Stillzeit sowie bei Säuglingen und Kindern liegen noch keine Erfahrungen vor.
Schwangerschaft/Stillzeit: Kontraindikation
Bekannte Nebenwirkungen: Sehr selten wurde nach der Anwendung ein leichtes, vorübergehendes periunguales Brennen, ferner Pruritus, Erytheme und Bläschenbildung beobachtet. Seltene Fälle von Nagelveränderungen (z. B. Verfärbungen, brüchige oder abgebrochene Nägel) wurden bei der Anwendung berichtet. Diese Reaktion kann auch auf die Onychomycose selbst zurückgeführt werden. Wechselwirkungen mit anderen Mitteln bisher keine bekannt.
Dosierungsform/Dosierungsanleitung: Ein oder zweimal pro Woche auf die befallenen Finger und Fußnägel auftragen. Gebrauchs- und Fachinfo beachten.

Nagel Batrafen® Lack zum Auftragen auf Nägel
apothekenpflichtig

Arzneizusammensetzung: 1 g Lösung enthält: Ciclopirox 80 mg.
Weitere Bestandteile: Poly(butylhydrogenmaleat, methoxyethylen) (1:1), Ethylacetat, 2-Propanol.
Anwendungsgebiete: Pilzerkrankungen der Nägel.
Gegenanzeigen: Nicht bei Kindern anwenden.

Schwangerschaft/Stillzeit: Kontraindikation.
Bekannte Nebenwirkungen: In sehr seltenen Fällen bei Kontakt mit der um den Nagel liegenden Haut Rötung und Schuppung.
Hinweise: Therapiedauer abhängig vom Schweregrad. Zeitraum von sechs Monaten soll nicht überschritten werden.
Dosierungsform/Dosierungsanleitung: Im ersten Monat jeden zweiten Tag auftragen. Im zweiten Behandlungsmonat mindestens zweimal wöchentlich. Ab drittem Behandlungsmonat einmal wöchentlich.

14

Clavi (Hühneraugen)

Hühneraugen (lat.: *Clavi*, griech.: *Heloma*) plagen die Patienten mitunter sehr stark. Schon in ihrer Diagnostik stellen sie den Behandler auf die Probe. Die eigentliche Therapie kann nur erfolgreich ausgeführt werden, wenn man das richtige Medikament mit der richtigen Dosierung anwendet. Um zu wissen, welche Arzneiform man einsetzen kann, muss man die Claviarten unterscheiden können.

Unterteilung der neun Claviarten

- Clavus durus (Cd)
- Clavus mollis (Cm)
- Clavus miliaris (Cmil)
- Clavus mollis neurovascularis (Cmnv)
- Clavus neurovascularis (Cnv)
- Clavus vascularis (Cv)
- Clavus neurofibrosus (Cnf)
- Clavus papillaris (Cp)
- Clavus mollis papillaris (Cmp)

Hühneraugen sind durch Reibung und Druckentlastung, mechanisches Abtragen und Ätzmittel zu behandeln. Welches Präparat in welcher Konzentration genommen werden kann, richtet sich nach dem Hühnerauge selber.

Natürlich gilt es vor jeder Behandlung mit Ätzmitteln das Gebiet vorzubehandeln, Hornhaut abzutragen, gründlich zu reinigen und bei gegebener Indikation Druckentlastung und Reibungsschutz durchzuführen.

Unterteilung der Claviarten mit Angabe der Lösungen in Prozent von Silbernitrat ($AgNO_3$):

- Clavus durus (Cd), Clavus mollis (Cm), Clavus miliaris (Cmil): 10 – 20 % $AgNO_3$. Wiederbestellzeit ca. vier Wochen.

- Clavus mollis neurovascularis (Cmnv), Clavus neurovascularis (Cnv): 20 – 60 % $AgNO_3$ auf die Papillen auftragen, Schmerzentwicklung beachten. Wiederbestellzeit 14 Tage.
- Clavus vascularis (Cv): 30 – 60 % $AgNO_3$. Schmerzentwicklung beachten. Wiederbestellzeit acht bis 14 Tage.

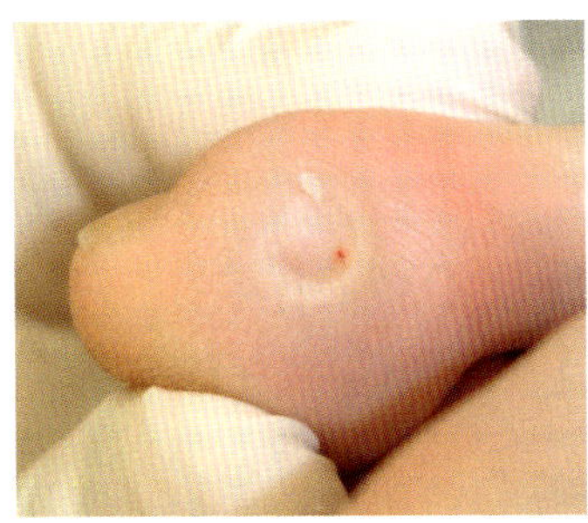

Clavus mollis

- Clavus neurofibrosus (Cnf): ab 20 % $AgNO_3$ beginnen, Intervalle (bis drei Wochen) kurz halten, Konzentration langsam steigern.

14.1 Arzneimittel zur Behandlung

Clabin® N Lösung *apothekenpflichtig*

Arzneizusammensetzung: 1 g enthält: Milchsäure 46 mg, Salicylsäure 140 mg.

Weitere Bestandteile: Ether, Pyroxylin, Ethylacetat, Terpentin, Rizinusöl.

Anwendungsgebiete: Bei Hühneraugen, Warzen, Hornhaut, Schwielen.

Anwendungsbeschränkungen: Nicht im Gesicht oder Genitalbereich anwenden. Nicht mit Augen und Schleimhäuten in Berührung bringen.

Dosierungsform/Dosierungsanleitung: Ein- bis dreimal täglich auf die zu behandelnden Hautstellen auftragen, möglichst ohne die umliegende gesunde Haut zu benetzen und trocknen lassen. Nach drei bis vier Tagen die gelockerte Haut ggf. nach heißem Seifenbad entfernen. Nicht großflächig anwenden, Verätzungsgefahr auf gesunder Haut.

Collomack® Lösung *apothekenpflichtig*

Arzneizusammensetzung: 10 g enthalten: Salicylsäure 2 g, Milchsäure 0,5 g, Polidocanol 0,2 g.
Weitere Bestandteile: Dibutylphthalat, Ethylcellulose, Aceton.
Anwendungsgebiete: Hühneraugen, Hyperkeratosen, Schwielen, Warzen.
Dosierungsform/Dosierungsanleitung: Zum Auftragen auf die Haut, nur die zu behandelnde Stelle benetzen. Nicht großflächig anwenden, Verätzungsgefahr auf gesunder Haut.

GEHWOL® Hühneraugen-Pflaster extra stark
Pflaster *nicht apothekenpflichtig*

Arzneizusammensetzung: 1 Pflaster enthält: Salicylsäure 32 mg.
Weitere Bestandteile: Gebleichtes Wachs, Macrogol-6-glycerolmono/dialkanoat, hochdisperses Siliciumdioxid, behandelt mit Dichlormethylsilan, Chlorophyll-Kupfer-Komplex (E 141).
Anwendungsgebiete: Bei Hühneraugen, Hornschwielen, Warzen.
Gegenanzeigen: Säuglinge.
Anwendungsbeschränkungen: Eingeschränkte Nierenfunktion (Anwendung nur unter Kontrolle).
Dosierungsform/Dosierungsanleitung: Pflaster auf die zu behandelnde Stelle kleben. Verweildauer: Ein Tag. Anschließend Fuß baden und die Hornhaut bzw. das Hühnerauge ablösen. Anwendungsdauer: In der Regel drei bis vier Tage. Vorsicht bei der Anwendung, Verätzungsgefahr auf gesunder Haut.

GEHWOL® Hühneraugen-Tinktur Lösung
nicht apothekenpflichtig

Arzneizusammensetzung: 100 g enthalten: Salicylsäure 14 g, Essigsäure 2,6 g.
Weitere Bestandteile: Pyroxylin, Glycolmonoethylether, Rizinusöl, Levomenthol, Ethylacetat, Diethylether, Farbstoff E 124.
Anwendungsgebiete: Zur Behandlung von Hühneraugen, Hornhaut und Hornschwielen.
Gegenanzeigen: Säuglinge.
Anwendungsbeschränkungen: Eingeschränkte Nierenfunktion.
Dosierungsform/Dosierungsanleitung: Zweimal täglich ein bis zwei Tropfen auf die verhornten Stellen. Nicht großflächig anwenden, Verätzungsgefahr auf gesunder Haut.

GEHWOL® Schälpaste Creme *nicht apothekenpflichtig*

Arzneizusammensetzung: 100 g enthalten: Salicylsäure 40 g.
Weitere Bestandteile: Weißes Vaselin, Wollwachs.
Anwendungsgebiete: Zur Behandlung von Hühneraugen und Hornschwielen.
Dosierungsform/Dosierungsanleitung: Verhornte Stellen morgens und abends bestreichen und mit Pflaster abdecken. Nach vier bis fünf Tagen Entfernung der Hornhaut bzw. Hühneraugen nach einem Fußbad. Nicht großflächig anwenden, Verätzungsgefahr auf gesunder Haut.

Guttaplast® Pflaster 6 cm/9 cm *apothekenpflichtig*

Arzneizusammensetzung: 1 Pflaster enthält: Salicylsäure 1,39 g.
Weitere Bestandteile: Polyisobutylen, Poly(isopren, styrol), Wollwachs, Terpenphenolharz, gebleichtes Wachs, Poly(styrol, butadien), cis-1,4-Polyisopren, Naturkautschuklatex, 2,2-Methylen-

bis-(6-tert.-butyl-p-cresol), synthetische Polyterpenharze, hydr. Kolophoniumglycerolester, α,α'-(Propylendinitrilo)di-o-cresol, Talkum.

Anwendungsgebiete: Zur Behandlung von Hühneraugen, Hornhaut, Hornschwielen und Hyperkeratosen.

Gegenanzeigen: Geschädigte Haut, Schleimhaut, Augenbereich.

Schwangerschaft/Stillzeit: Nur ein Pflasterstück zur Zeit anwenden.

Hinweise: Bei Kindern nicht mehrere Pflasterstücke gleichzeitig anwenden.

Dosierungsform/Dosierungsanleitung: Die umgebende gesunde Haut abdecken, ein Pflaster auf die verhornte Stelle aufbringen und mit Fixierpflaster befestigen. Das Pflaster nach zwei Tagen erneuern. Nach etwa drei bis vier Tagen lässt sich die erweichte Hornschicht nach einem warmen Fußbad entfernen. Erwachsene: Maximal 2 g/d (Kinder: Maximal 0,2 g/d), maximal eine Woche anwenden. Nicht großflächig anwenden, Verätzungsgefahr auf gesunder Haut.

Hansaplast® Hühneraugen-Pflaster *nicht apothekenpflichtig*

Arzneizusammensetzung: 1 Pflaster enthält: Salicylsäure 40 mg.

Weitere Bestandteile: Naturkautschuklatex, Kolophonium, Terpenphenolharz, Wollwachs, synthisches Perubalsam, Talkum, α,α'-(Propylendinitrilo)di-o-cresol, 2,2-Methylen-bis-(6-tert.-butyl-p-cresol), Poly(styrol, butadien), cis-1,4-Polyisopren, synth. Polyterpenharze, hydr. Kolophoniumglycerolester.

Anwendungsgebiete: Bei Hühneraugen, Hornschwielen, Warzen.

Gegenanzeigen: Geschädigte Haut, Schleimhaut, Augenbereich.

Schwangerschaft/Stillzeit: Nur ein Pflaster zur Zeit anwenden.
Hinweise: Bei Kindern nicht mehr als fünf Pflaster gleichzeitig.
Dosierungsform/Dosierungsanleitung: Nach einem warmen Fußbad wird das Pflaster auf die gut abgetrocknete Haut geklebt. Der runde Pflasterkern soll dabei genau auf dem Hühnerauge liegen. Nach zwei Tagen Pflaster erneuern, nach ca. vier Tagen lässt sich das erweichte Hühnerauge in einem Seifenbad leicht entfernen. Nicht großflächig anwenden, Verätzungsgefahr auf gesunder Haut.

Verrucid® Lösung *apothekenpflichtig*

Arzneizusammensetzung: 1 g enthält: Salicylsäure 0,1 g.
Weitere Bestandteile: Essigsäure 99 %, Docusat-Natrium, Rizinusöl, Pyroxylin, Ethanol, Aceton, Isobutylacetat.
Anwendungsgebiete: Schälmittel bei Hyperkeratosen: Warzen, Clavus und Kallus.
Dosierungsform/Dosierungsanleitung: Zweimal täglich auf die zu behandelnden Hautbereiche auftragen. Nicht großflächig anwenden, Verätzungsgefahr auf gesunder Haut.

15

Verrucae (Warzen)

15.1 Warzen

Unter dem volkstümlichen Namen *Warzen* (Verrucae) werden verschiedenartige, harmlose Hautwucherungen zusammengefasst. Warzen entstehen durch Humanpapillomaviren (HPV). Sie zählen zu den ältesten beschriebenen Hauterkrankungen der Menschheit. Heute kennen wir über 40 verschiedene Arten von Warzen. Folgenden Körperstellen können befallen werden:

- Hände und Füße (wissenschaftlicher Name z. B. Verrucae vulgares, Verrucae planae juveniles, Verrucae plantares (Fußwarzen; Stechwarzen; Hühneraugen; Hornhautschwielen).
- Gesicht und Handrücken (Verrucae planae juveniles; Alterswarzen).
- Geschlechtsorgane (Condylomata acuminata = Feigwarzen, Condylomata).
- An allen anderen Stellen, z. B. an Rumpf, Hals, der Mundschleimhaut; als dunkle, muttermalähnliche Wucherungen überall an der Haut (Basalzellpapillome/Alterswarzen); als Stielwarzen z. B. in der Achselhöhle oder Leistengegend.
- Bei Kleinkindern überall, selten bei Erwachsenen als pickelartige Knötchen (Mosaikwarzen/Mollusca contagiosa).

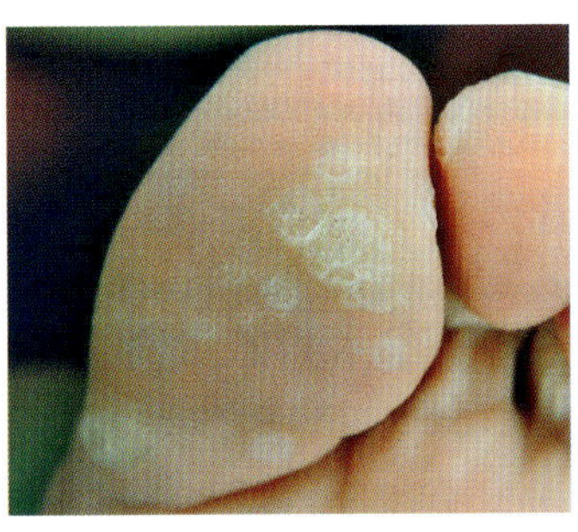

In der Podologie wird man häufig mit Verruca vulgaris, V. juvenilis und V. plantaris konfrontiert.

Der häufig gehörte Begriff *Dornwarze* hat eigentlich nur mit den oberen verhärteten Hornschichten zu tun, die lediglich die lockeren Hornsubstan-

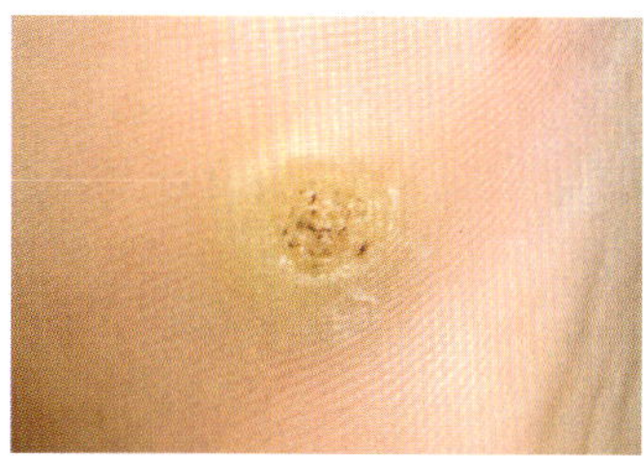

Um eine genaue Unterscheidung zu ermöglichen, sollte der Behandler ähnliche Hautveränderungen differenzieren.

zen überdecken, die für eine Warze typisch sind. Der gemeinte *Dorn* wie bei einem Clavus hat damit nichts zu tun.

Differentialdiagnosen sind z. B.

- Clavus neurovascularis,
- Clavus neurofibrosus,
- nicht pigmentierte Naevi.

Ansteckung durch Kontakt

Durch Kontakt mit dem Virus kann man sich anstecken. Dies erfolgt über Berührung mit infizierten Menschen oder Gegenständen. Nach Wochen bis Monaten kann es zur Ausbreitung kommen. Aber nicht jede der aufgelisteten Warzen ist ansteckend. Ob man mit einem Virus infiziert wird, hängt doch ganz entscheidend vom körpereigenen Immunsystem ab. Bei einem intakten System haben es die Viren schwerer, weil die körpereigene Abwehr sie abtötet.

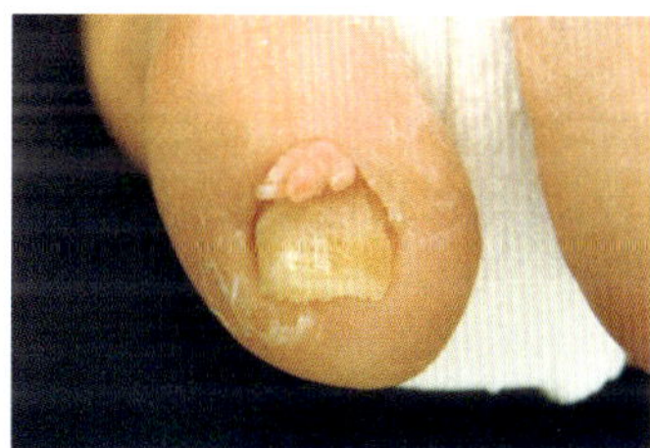

Kinder und Jugendliche sind wegen ihres unreifen Immunsystems besonders anfällig.

Behandlungsmöglichkeiten

Die Behandlung von Warzen erfordert oft die Geduld des Patienten und eine realistische Einschätzung des Therapeuten.

Warzen kann man mit den unterschiedlichsten Mitteln therapieren, aber nicht jede Anwendung ist für jeden geeignet. Ein ultimatives Mittel gibt es bei Warzenerkrankungen nicht. Es wird unterschieden zwischen

- Ätzmitteln wie Säuren: Silbernitrat, Solco-Derman®, Acetocaustin®, Ameisensäure, Essigsäure,
- Suggestiven Therapien: Schock, Handauflegen, Heilerin, Besprechen,
- Kryotherpie: Histofreezer®,
- Keratolytischen Verbände,
- Lasern,
- Operationen,
- Chemischen Zytostatika.

Behandlungserfolg

Die Warze ist entfernt, wenn die Papillenstruktur des behandelten Gewebes mit der Papillenstruktur der unbehandelten Hautumgebung übereinstimmt. Die Stelle weist danach keinen hypertrophierten Gewebebereich mehr auf und ist als glatt zu bezeichnen.

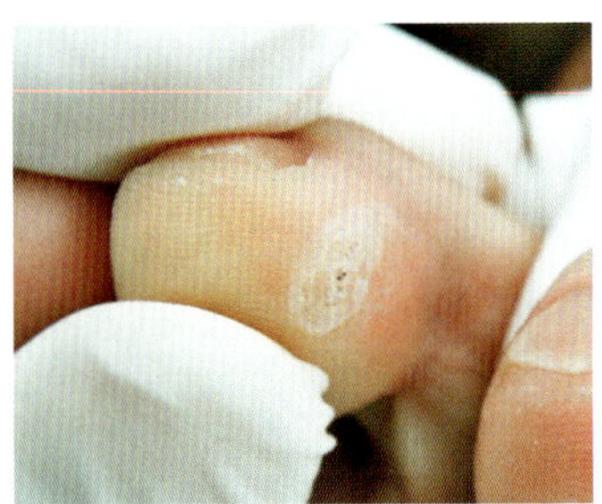

15.2 Arzneimittel zur Behandlung

Acetocaustin Lösung *apothekenpflichtig*

Arzneizusammensetzung: 100 mg enthalten: Monochloressigsäure 50 mg.
Weitere Bestandteile: Gereinigtes Wasser.
Anwendungsgebiete: Lösung anwenden bei Verrucae vulgaris.
Gegenanzeigen: Anwendung im Genital- und Gesichtsbereich, insbesondere an den Augen, Schleimhäuten von Nase und Mund,

Muttermalen und Alterswarzen, Dorn- bzw. Stechwarzen der Fußsohle oder Flachwarzen, bekannte Neigung zu Keloiden.
Bekannte Nebenwirkungen: Gelegentlich Hautreizungen (Brennen, Rötung), insbesondere bei durch Vorbehandlung verletzten Warzen. In Einzelfällen überschießende Narbenbildung.
Dosierungsform/Dosierungsanleitung: Einmal wöchentlich eine geringe Menge (ca. 10 µl) mit dem Spatel auftupfen. Gesunde Haut in der Umgebung der Warze mit Vaseline oder Zinkpaste abdecken. Wöchentlich wiederholen. Anwendung ca. fünf Wochen. Nicht großflächig anwenden, Verätzungsgefahr auf gesunder Haut.

Antimonium crudum D12 Tabletten Globuli
Homöopathisches Mittel *apothekenpflichtig*

Arzneizusammensetzung: Antimonium crudum D12 Tabletten.
Anwendung: Bei Virusinfektionen; harten, verhornten oder eher flachen Warzen, meistens an Fußsohlen oder Handflächen.
Dosierungsform: Zweimal täglich eine Tablette.

Clabin® N Lösung *apothekenpflichtig*

Arzneizusammensetzung: 1 g enthält: Milchsäure 46 mg, Salicylsäure 140 mg.
Weitere Bestandteile: Ether, Pyroxylin, Ethylacetat, Terpentin, Rizinusöl.
Anwendungsgebiete: Hühneraugen, Hornhaut, Warzen, Schwielen.
Anwendungsbeschränkungen: Nicht im Gesicht oder Genitalbereich anwenden! Nicht mit Augen und Schleimhäuten in Berührung bringen!
Dosierungsform/Dosierungsanleitung: Ein- bis dreimal täg-

lich auf die zu behandelnden Hautstellen auftragen, möglichst ohne die umliegende gesunde Haut zu benetzen, und trocknen lassen. Nach drei bis vier Tagen die gelockerte Haut ggf. nach heißem Seifenbad entfernen. Nicht großflächig anwenden, Verätzungsgefahr auf gesunder Haut.

Collomack® Lösung *apothekenpflichtig*

Arzneizusammensetzung: 10 g enthalten: Salicylsäure 2 g, Milchsäure 0,5 g, Polidocanol 0,2 g.
Weitere Bestandteile: Dibutylphthalat, Ethylcellulose, Aceton.
Anwendungsgebiete: Hühneraugen, Hyperkeratosen, Schwielen, Warzen.
Dosierungsform/Dosierungsanleitung: Zum Auftragen auf die Haut, nur die zu behandelnde Stelle benetzen. Nicht großflächig anwenden, Verätzungsgefahr auf gesunder Haut.

Duofilm Lösung *apothekenpflichtig*

Arzneizusammensetzung: 10 g enthalten: Salicylsäure 1,67 g, Milchsäure 1,67 g.
Weitere Bestandteile: Ethanol, Ether, Pyroxylin, Kolophonium, raffiniertes Rizinusöl, Wasser.
Anwendungsgebiete: Warzen.
Gegenanzeigen: Anwendung im Gesicht und Genitalbereich.
Bekannte Nebenwirkungen: Gelegentlich leichtes, bei mehr als zweimaligem Auftragen auch stärkeres Brennen.
Hinweise: Nicht mit Augen und Schleimhäuten in Berührung bringen.
Dosierungsform/Dosierungsanleitung: Täglich, in kurzen Zeitabständen bis zu viermal auftragen. Nicht großflächig anwenden, Verätzungsgefahr auf gesunder Haut.

Echinacea D2 Globuli Homöopathisches Mittel
apothekenpflichtig

Arzneizusammensetzung: Echinacea D2 (Sonnenhut).
Anwendung: Virusinfektionen, zur Unterstützung bei Warzenerkrankungen.
Dosierungsform: Dreimal fünf Globuli pro Tag.

Histofreezer® Kryotherapeutischer Applikator
nicht apothekenpflichtig

Es ist ein einfaches kryotherapeutisches System, das gut eingesetzt werden kann. Die speziellen Applikatoren werden mit einem Dimethylether-Propan-Isobutangas gefüllt. Durch die Veränderung des Aggregatzustands des zunächst flüssigen Gases wird eine optimale Temperatur von ca. –57 °C erzeugt.
Anwendungsgebiete: Bei gutartigen Hautveränderungen.

Solco-Derman® Lösung *rezeptpflichtig*

Arzneizusammensetzung: 1 Ampulle (0,2 ml) enthält: Eisessig 8,14 mg, Oxalsäure $2H_2O$ 11,47 mg, Salpetersäure 65 % (G/G) 125,05 mg, Milchsäure 90 % (G/G) 0,9 mg, Kupfer(II)-nitrat $3H_2O$ 0,0095 mg.
Anwendungsgebiete: Verrucae, Condylomata acuminata, seborrhoische und aktinische Keratosen.
Gegenanzeigen: Krankhafte Hautveränderungen, die zusammenhängend eine Fläche von 4 – 5 cm^2 überschreiten. Maligne Hautveränderungen und solche Hautveränderungen, bei denen ein Verdacht auf Malignität nicht zweifelsfrei ausgeräumt werden kann. Sommersprossen und Keloide, Neigung zu ausgeprägter Narbenbildung.
Bekannte Nebenwirkungen: Leichtes Brennen, leichte Rötung der Umgebung der behandelten Hautstelle. Im Anschluss an die Behandlung selten Pigmentveränderungen und Narben.

Hinweise: Nicht großflächig anwenden, Verätzungsgefahr auf gesunder Haut. Nur zur äußerlichen Anwendung. Entspricht einer starken Säurelösung und wirkt devitalisierend. Jeder Kontakt mit Augen und Schleimhäuten ist unbedingt zu vermeiden. Sollte dennoch Lösung versehentlich in das Auge gelangen, ist dieses sofort mit reichlich Wasser, besser jedoch mit 1%iger Natriumhydrogencarbonat-Lösung zu spülen. Falls gesunde Haut benetzt wird, ist diese sofort mit einem feuchten Tupfer abzuwischen.
Dosierungsform/Dosierungsanleitung: Kann entweder durch den Arzt, auf seine Anweisung hin durch medizinisch ausgebildetes Personal, sowie bei Verrucae vulgares und Verrucae plantares von entsprechend angewiesenen Patienten selbst zu Hause angewendet werden. Es wird empfohlen, die erste Applikation stets vom Arzt bzw. durch medizinisch geschultes Personal durchzuführen.

Thuja D6 Globuli Homöopathisches Mittel
apothekenpflichtig

Arzneizusammensetzung: Thuja D6.
Anwendung: Virusinfektionen. Bewährtes homöopathisches Mittel gegen Warzen, vor allem in frühen Wucherungsphasen.
Dosierungsform: Dreimal fünf Globuli pro Tag.

Thuja occidentalis D12 Tabletten Globuli
Homöopathisches Mittel *apothekenpflichtig*

Arzneizusammensetzung: Thuja occidentalis D12 Tabletten.
Anwendung: Bei Virusinfektionen; weiche, gestielte und gelegentlich auch juckende Warzen von dunkler Farbe bei Kindern.
Dosierungsform: Ein- bis zweimal täglich eine Tablette.

Thuja Oligoplex Tropfen zum Einnehmen *apothekenpflichtig*

Arzneizusammensetzung: 100 g enthalten: Thuja D1 16,7 g, Clematis D2 16,7 g, Kalium jodatum D4 16,7 g, Marum verum D3 16,7 g, Phosphorus D6 16,7 g, Platinum chloratum D6 16,7 g.
Anwendungsgebiete: Bei Polypen, Papillome (nach Ausschluss von Malignität) und Warzen.
Anwendungsbeschränkungen: Schilddrüsenerkrankungen.
Vorsichtsmaßnahmen bei der Anwendung: Enthält Ethanol! (64 Vol.-%)
Dosierungsform/Dosierungsanleitung: Dreimal täglich 15 Tropfen vor den Mahlzeiten mit einem Esslöffel Wasser einnehmen. Bei Warzen: Zusätzlich morgens nach dem Waschen Thuja Oligoplex auftupfen.

Verrucid® Lösung *apothekenpflichtig*

Arzneizusammensetzung: 1 g enthält: Salicylsäure 0,1 g.
Weitere Bestandteile: Essigsäure 99 %, Docusat-Natrium, Rizinusöl, Pyroxylin, Ethanol, Aceton, Isobutylacetat.
Anwendungsgebiete: Schälmittel bei Hyperkeratosen: Warzen, Clavus und Kallus.
Dosierungsform/Dosierungsanleitung: Zweimal täglich auf die zu behandelnden Hautbereiche auftragen. Nicht großflächig anwenden, Verätzungsgefahr auf gesunder Haut.

Verrumal® Lösung *rezeptpflichtig*

Arzneizusammensetzung: 100 g enthalten: Fluoruracil 0,5 g, Salicylsäure 10 g, Dimethylsulfoxid 8 g.
Weitere Bestandteile: Ethanol 100 %, Ethylacetat, Pyroxylin, Poly(butylmethacrylat, methylmethacrylat).
Anwendungsgebiete: Vulgäre Warzen (Sonderform: Dornwarzen an druckbelasteten Stellen der Fußsohle), plane juvenile Warzen der Extremitäten.

Gegenanzeigen: Säuglinge, Patienten mit Niereninsuffizienz. Augen- und Schleimhautkontakt.
Anwendungsbeschränkungen: Nicht großflächig anwenden, Verätzungsgefahr auf gesunder Haut (zu behandelnde Fläche auf 25 cm^2 beschränken).
Bekannte Nebenwirkungen: Gelegentlich erosive Hautreaktionen. Weißliche Verfärbung und Abschilferung der Haut, insbesondere in der Umgebung der Warze möglich.
Vorsichtsmaßnahmen bei der Anwendung: Feuergefährlich!
Dosierungsform/Dosierungsanleitung: Ca. sechs Wochen zwei- bis dreimal täglich auf jede Warze auftragen. Vor jedem erneuten Auftragen den vorhandenen Lackfilm abziehen. Nach erfolgreicher Therapie noch eine Woche weiterbehandeln!

Wartner Vereisungsapplikator *nicht apothekenpflichtig*
Arzneizusammensetzung: 1 Aerosolspraydose mit Applikatorstift aus einem Gemisch von Dimethylether und Propan.
Anwendungsgebiete: Vulgäre Warzen, plane juvenile Warzen.
Hinweise: Das einzige, im freien Handel erhältliche Produkt, das Warzen innerhalb von 20 Sekunden behandelt. Es vereist die Warze an Ort und Stelle, wodurch ein unsichtbares Bläschen unter der Warze entsteht. Nach ungefähr zehn Tagen fällt die vereiste Haut mitsamt der daraufliegenden behandelten Warze vom Körper ab. Unter dem Bläschen hat sich dann inzwischen eine neue, gesunde Haut gebildet.
Dosierungsform/Dosierungsanleitung: Einmalige Behandlung ist normalerweise ausreichend. In äußerst hartnäckigen Fällen kann man die Behandlung nach zehn Tagen wiederholen. Dieselbe Warze sollte jedoch nie mehr als dreimal damit behandelt werden. Es sollte der Hausarzt aufgesucht werden, falls drei Behandlungen zu keinem Erfolg geführt haben.

Warts No More Lösung *nicht apothekenpflichtig*

Arzneizusammensetzung: Ein Mittel aus organischen, antiviralen Pflanzextrakten, wie z. B. Thuja.

Anwendungsgebiete: Zur Behandlung von genitalen Warzen, Fußwarzen und Körperwarzen.

Hinweise: Thuja hat sich als effektiv in der Entfernung von Warzen bewiesen. Die organischen Extrakte zeigen eine antivirale Aktivität gegen das Warzen-Virus (HPV), was auch in Veröffentlichungen von medizinischen Untersuchungen unterstützt wird. Die reinen heilenden Öle haben eine bemerkenswerte Fähigkeit, in die Zellenmembran einzudringen, um dadurch ein breites Spektrum von Handlungen gegen HPV und Warzen zu ermöglichen. Die Öle sind lipophil und können in das Fettgewebe und in die Zellenmembranen der Haut aufgenommen werden. In Kombination mit dem niedrigen Molekulargewicht des Öls erlaubt dies die Aufnahme der antiviralen Eigenschaften und ein Eindringen in die Zellenmembranen, wobei die sich in der Haut befindliche Warzen-Virus-Infektion abgetötet wird.

Dosierungsform/Dosierungsanleitung: Zwei- bis dreimal täg lich soll das Mittel auf die Warzen aufgetragen werden. Innerhalb von ein bis vier Wochen nach dem direkten Auftragen des Mittels werden die Warzen langsam verbleichen oder abfallen.

Arzneimittel von A – Z

16

Arzneimittel	Beschreibung
Acetocaustin Lösung	Warzenmittel
Acticoat Absorbent	Silberhaltige Wundauflage
Actihaemyl® Gelee/Salbe/Creme	Wundheilungsstörung
Actisorb Silver 220	Silberhaltige Wundauflage
Actovegin® 200 Salbe	Wundheilungsstörung
Adaptic	Imprägnierte Wundgaze
Alaun (Kaliumaluminium-sulfat)	Blutstillung, zurückdrängen von Granulationsgewebe
Albothyl® Konzentrat	Lokale Blutstillung
Algisite	Alginat
Algoplaque-Film	Transparenter, dünner Hydrokolloidverband
Alione	Hydrokapillarverband
Alldress®	Polyestervlies, mit Polyurethanfilm und Polyacrylatkleber, wasserfest, atmungsaktiv
Allevyn Thin, Adhesive, Plus Adhesive, Cavity, Plus Cavity, Compression	Polyurethanschaum und Hydropolymerverband
Amiada Tabletten	Antimykotisches Mittel
Anaesthesin®-Salbe 5 %/10 %/20 %	Lokalanästhesiesalbe
Antihydral® Salbe	Starke Schweißabsonderung
ApoCure	Hydrogel
Aquacel®	Hydrofiber-Verband
Askina biofilm® transparent	Transparenter, dünner Hydrokolloidverband
Askina carbosorb®	Wundauflage mit geruchsbindender Wirkung
Askina derm®	Semipermeable Wundfolie
Askina elast fine®	40 % Baumwolle, zur Schienenfixierung
Askina film®	Transparentes, anschmiegsames Folienmaterial, mit Polyacrylatkleber, perforiert, längs und quer gut reißbar, atmungsaktiv
Askina fix®	Weißes, selbstklebendes Fixiervlies, hypoallergen
Askina Gel®	Hydrogel
Askina hydro®	Hydrokolloidverband
Askina silk®	Sichere Haftung auf unterschiedlichen Hautoberflächen, mit Polyacrylatkleber, atmungsaktiv

Arzneimittel	Beschreibung
Askina soft®	Vlies, mit Polyacrylatkleber
Askina transorbent®	Polyurethanschaum und Hydropolymerverband
Askina® Mullkompresse	Mullkompresse aus Verbandmull, mit eingeschlagenen Schnittkanten, 100 %
Atrauman®	Salbenkompresse/Imprägnierte Wundgaze
BALISA® Creme	Trockene, schuppende oder rissige Haut
Balneoconzen® N medizinisches Ölbad	Trockene, schuppende oder rissige Haut
Batrafen® Creme/Lösung/ Puder/Lack	Antimykotisches Mittel
Bepanthen® Antiseptische Wundcreme	Infizierte Wunden
Bepanthen® Wund- und Heilsalbe	Nicht infizierte Wunden
Beriplast®	Gerinnungsmittel/Blutaufnahme
Betaisodona® Lösung	Wundantiseptikum
Betaisodona® Salbe	Infizierte Wunden
Biatain	Polyurethanschaum und Hydropolymerverband
Biatain Cavity	Cavity-Polyurethanschaum
BIFOMYK® Creme, Gel, Lösung	Antimykotisches Mittel
Bifon Creme, Gel, Lösung	Antimykotisches Mittel
Bioclusive Select	Semipermeable Wundfolie
Blenderm®	Transparentes, anschmiegsames Spezialpflaster, mit Polyethylenfilm und Polyacrylatkleber, okklusiv, elastisch, wasserdicht
Braunovidon® Salbe	Infizierte Wunden
Calendula-Echinacea Salbe	Nicht infizierte Wunden
Calmurid® Creme	Trockene, schuppende oder rissige Haut
Canesten® Extra Nagelset Salbe	Antimykotisches Mittel
Carbamid Creme Widmer	Trockene, schuppende oder rissige Haut
CarboFlex	Wundauflage mit geruchsbindender Wirkung
Carbonet	Wundauflage mit geruchsbindender Wirkung
Catrix®	Kollagene Wundauflage
Cavilon®	Reizfreier Hautschutz

Arzneimittel	Beschreibung
Cavity Schaumverband	Silberhaltige Wundauflage
Cellosorb	Polyurethanschaum und Hydropolymerverband
Chirofix®	Selbstklebender, anschmiegsamer Fixierverband, dünn, quer-elastisch, reißfest
Clabin® N Lösung	Warzenmittel Salicylsäure
Clauden®	Gerinnungsmittel/Blutaufnahme
Collomack® Lösung	Warzenmittel Salicylsäure
CombiDERM®/-N	Hydrokolloidverband
Comfeel plus transparent	Transparenter, dünner Hydrokolloidverband
Comfeel® Plus	Hydrokolloidverband
Contreet Hydrokolloid	Hydrokolloidverband, silberhaltige Wundauflage
Contreet Schaumverband	Polyurethanschaum, nichthaftender Wundverband
Cosmopor® E	Steriler, selbsthaftender Wundverband, hypoallergen, hautfreundlich
Curafil	Hydrogel
Curafoam und Hydrafoam	Polyurethanschaum und Hydropolymerverband
Curagel	Hydrogelkompresse
CuraMar Nailcare Lotion	Antimykotisches Mittel
Curaplast®	Anschmiegsames Vliespflaster aus 100 % Polyester, mit Polyacrylatkleber, durchlaufendes Wundkissen, hypoallergen, atmungsaktiv
Curapor transparent	Gebrauchsfertiger Wundverband aus weißem Trägervliesstoff, 100 % Polyester; mit Belüftungsperforation und Polyacrylkleber, steril, hypoallergen
Curapor® steril	Weißer Trägervliesstoff aus 100 % Polyester, mit Belüftungsperforation und Polyacrylkleber, hypoallergen, einzeln verpackte Zuschnitte von 7 x 5 cm
Curasorb	Calciumalginat
Cutasept Feet	Hautdesinfektion
Cutasept® F farblos/-G gefärbt Lösung	Hautdesinfektion
Cuticerin	Imprägnierte Wundgaze

Arzneimittel	Beschreibung
Cutinova hydro	Polyurethanschaum und Hydropolymerverband
Cutiplast®	Polyestervlies mit Polyacrylatkleber
DracoTül	Imprägnierte Wundgaze, hydroaktiv
Duofilm Lösung	Warzenmittel Salicylsäure
Elastofix®	Verband, wasch- und sterilisierbar
Elastomull®	Hoher Baumwollanteil, sicher haftend durch Kräuselstruktur, hautfreundlich
EMLA® Creme	Anästhesie-Salbe
Evazol® Creme	Infizierte Wunden
Exoderil® Creme/Gel/Lösung	Antimykotisches Mittel
Fil-Zellin®	Universalkompresse mit Vliesstoffauflage, mehrlagiger Saugkörper aus Verbandzellstoff, wundfreundlich
Fixomull®	Träger aus zugfestem Viskosemull, mit Polyacrylatkleber, hautfreundlich, atmungsaktiv
Fixomull strech®	Anschmiegsamer Polyestervlies, mit Polyacrylatkleber, querelastisch, atmungsaktiv
Fixomull transparent®	Transparente Polyurethanfolie
Fluconazol 50/100/200 1A-Pharma®	Antimykotisches Mittel
Foam	Polyurethanschaum und Hydropolymerverband
Fucidine® Gaze/Salbe/Creme	Antibiotikum
Fungisept Lösung	Antimykotisches Mittel
Gazin®	Sterilkompresse aus Verbandmull
Gehwol Hühneraugen-Pflaster extra stark	Clavi- und Warzenmittel (Salicylsäure)
Gehwol® Hühneraugen-Tinktur Lösung	Clavi- und Warzenmittel (Salicylsäure)
Gehwol® Schälpaste	Clavi- und Warzenmittel (Salicylsäure)
Gelaspon®	Gerinnungsmittel/Blutaufnahme
Grassolind	Imprägnierte Wundgaze
Guttaplast® Pflaster 6 cm/9 cm	Clavi- und Warzenmittel (Salicylsäure)
Hamamelis-Salbe N LAW	Nicht infizierte Wunden

Arzneimittel	Beschreibung
Hametum® Wund- und Heilsalbe	Nicht infizierte Wunden
Hansaplast Soft® 7	Hypoallergenes Pflaster
Hansaplast® Hornhaut-Pflaster	Clavi- und Warzenmittel (Salicylsäure)
Hansaplast® Hühneraugen-Pflaster	Clavi- und Warzenmittel (Salicylsäure)
Hansaplast® med Spray Lösung	Wundantiseptikum
Hansapor® steril	Polyamidvlies, mit Polyacrylatkleber, Vlies entspannt sich bei Sekretkontakt, keine Verklebungsneigung
Hapla Fleecy Foam	5 mm/22,5 x 45 cm, 4 Platten
Hapla Fleecy Web	Selbstklebendes Polstermaterial aus 100% Baumwolle, aufgeraute, vliesartige Oberfläche, elastisch, weich, luft- und wasserdampfdurchlässig; Schutz vor Wundreibung, wirkt Schweißbildung (Mazeration) entgegen
Hapla Foam-O-Felt	Polstermaterial aus reinem Wollfilz, Oberfläche aus federndem Latexschaumstoff; Druck- und Reibungsabsorption, dämpfend, widerstandsfähig
Hapla Moleskin	Sehr dünnes, selbstklebendes Polstermaterial aus reiner Baumwolle, sehr anpassungsfähig, weiche und glatte Oberfläche
Hapla New Type Felt	Polstermaterial
Hapla Swanfoam	Federnder Latexschaumstoff mit glatter, reißfester Moleskinoberfläche aus reiner Baumwolle, Schutz vor Druck und Reibung, stoßdämpfend
Hapla Tofoam	Schutzschlauch
Hapla-Band®	Hautfarbenes, selbstklebendes Fixierpflaster, hypoallergen
HEMOCOL®	Gerinnungsmittel/Blutaufnahme
Histofreezer	Warzenmittel, kryotherapeutisch
Hyalofill®	Hyaluronsäure
Hyalogran	Hyaluronsäure
Hydrocoll®	Hydrokolloidverband
Hydrocoll thin	Transparenter, dünner Hydrokolloidverband

Arzneimittel	Beschreibung
Hydrofilm® plus	Selbsthaftender Transparentverband, mit saugender Wundauflage und Polyurethanfolie, semipermeabel, hypoallergen, atmungsaktiv, wasserfest
Hydrosorb®	Hydrogelkompresse, Gelverband mit Fixierfolie
Ichtho®-Bad	Hyperhidrose, Wundnachbehandlung
InCare	Wundauflage mit geruchsbindender Wirkung
Instillagel® 6 ml/11 ml Steriles Gel	Anaesthesie
IntraSite Gel	Hydrogel
Itracol® Hexal®/-7 Hexal® Kapseln	Antimykotisches Mittel
Kaltostat	Calcium-Natrium-Alginat
Kodan Tinktur forte	Hautdesinfektion
Lamisil® 250 mg Tabletten	Antimykotisches Mittel
Lamisil® Creme	Antimykotisches Mittel
Lavasept Konzentrat	Wundantiseptikum
Leukase® N Kegel	Antibiotikum
Leukichtan Gel	Wundantiseptikum
Leukoflox®	Transparentes, anschmiegsames Fixierpflaster, Träger aus dehnbarer Polyethylenfolie
Leukofix®	Träger aus Polyethylenfolie, perforiert
Leukoplast®	Wasserfest
Leukopor®	Weißes, anschmiegsames Fixierpflaster aus Polyesterviskosevlies, mit Polyacrylatkleber, latexfrei, wasserfest, atmungsaktiv
Leukosilk®	Weißes Fixierpflaster, mit Polyacrylatkleber, Träger aus Celluloseacetat; zugfest, latexfrei
Leukotape®	Baumwollgewebe, zuverlässige Haftung auf Haut- bzw. Unterzugbinden, wasserfest
Loceryl® Nagellack Lösung	Antimykotisches Mittel
Lomexin® Pumpspray/Creme/Lösung	Antimykotisches Mittel
Medicomp®	Vliesstoffkompresse in Mullstruktur aus 70 % Zellwolle und 30 % Polyesterfasern, saugfähig, atmungsaktiv
Medihoney	Wundgel

Arzneimittel	Beschreibung
Medipore® & Pad	Polyestervlies, mit Polyacrylatkleber
Mefilm	Semipermeable Wundfolie
Melgisorb	Alginat
Mepilex® Border, Lite, Transfer	Polyurethanschaum und Hydropolymerverband
Mepitel®	Silikonwundauflage
Micotar Creme, Lösung	Antimykotisches Mittel
Mirfulan® Spray N Salbenspray	Nicht infizierte Wunden
Mollelast®	Fixierbinde mit 25 % Baumwolle, elastisch, zu 100 % dehnbar
Myfungar Lack	Antimykotisches Mittel
Mykontral® Creme/Lotion/ Spray/Puder	Antimykotisches Mittel
Nagel Batrafen® Lack zum Auftragen auf Nägel	Antimykotisches Mittel
Nagelmasse	Stark haftende Nagelmasse, dauerelastisch, zur Glättung unebener und zur Festigung eingerissener Nägel; zur Fixierung künstlicher Nägel und zum Schutz vor Nagelpilz; leichter Reibungsschutz bei Clavi
Nebacetin® Salbe	Antibiotikum
Nizoral® Creme/Tabletten	Antimykotisches Mittel
Nobaalgin-plus Kompresse/ Tamponade	Alginatkompresse
Nobacarbon	Wundauflage mit geruchsbindender Wirkung
Nobacolloid	Hydrokolloidverband
Nobacolloid transparent	Transparenter, dünner Hydrokolloidverband
Nobaderm	Semipermeable Wundfolie
Nobagel	Hydrogelkompresse
Nobakoll	Kollagene Wundauflage
Nu-Derm	Hydrokolloidverband
Nu-Derm thin	Transparenter, dünner Hydrokolloidverband
Nu-Gel®	Natriumalginat zur Wundauffüllung
Octenisept Lösung	Wundantiseptikum
Ölbad Cordes®	Trockene, schuppende oder rissige Haut
Oleo Tüll	Imprägnierte Wundgaze
Onychomal® Creme	Antimykotisches Mittel

Arzneimittel	Beschreibung
OpSite Flexifix	Zur Fixierung von primären Wundauflagen, die Folie ist wasserdicht
OpSite Flexigrid	Semipermeable Wundfolie, transparenter steriler Folienverband
Opsite® Post-Op	Baumwoll-Acrylfasermischung, mit Polyurethanfilm und Polyacrylatkleber, wasserfest, atmungsaktiv
Optiskin	Semipermeable Wundfolie
Ortitruw®	Wundheilungsstörung
Panthenol Spray	Wundheilungsstörung
Panthenol-Sandoz 5 g/100 g Creme	Nicht infizierte Wunden
PermaFoam	Polyurethanschaum und Hydropolymerverband
PermaFoam Cavity	Cavity-Polyurethanschaum
PHEA Last®	Elastische Mullbinde aus 100 % Baumwolle, 20-fädig
Promogran® Protease modulierende Matrix	Kollagene Wundauflage
Prontosan®	Wundantiseptikum
Purilon® Gel	Hydrogel
Pyolysin®-Salbe	Antibiotikum
Repithel®	Hydrogel
Restore	Hydrokolloidverband
Retterspitz Heilsalbe ST	Nicht infizierte Wunden
Salbei Curarina® Tropfen/Lösung	Hyperhidrose, bei vermehrter Schweißsekretion
Salvysat® Bürger Dragees/Tropfen/Lösung	Hyperhidrose, bei vermehrter Schweißsekretion
Sanaderm®	Nicht infizierte Wunden
SeaSorb Soft	Calcium-Natrium-Alginat
Sempera® Kapseln	Antimykotisches Mittel
Signal und VariHesive E	Hydrokolloidverband
Silbernitrat ($AgNO_3$)	Clavi- und Warzenmittel/Blutstillung
Silopad Polymer Gel	Vollständig mit Gel beschichtete, elastische Schlauchbandage, weich, stärker dehnbar als der Silopadschlauch, individuell zuschneidbar
SILVERCEL Hydroalginat	Silberhaltige Wundauflage

Arzneimittel	Beschreibung
Sofra-Tüll Sine	Imprägnierte Wundgaze
Soft-Silicone Gel	Mepiform
Solco-Derman® Lösung	Warzenmittel
Solvaline® N	N-Kompresse aus saugfähiger Baumwollwatte
Sorbalgon®	Calciumalginat
Sorbsan	Alginat
Sormodren®	Hyperhidrose, Parkinson-Syndrom
Spitacid®	Händedesinfektion
Sterillium	Händedesinfektion
Steripad®	Wundkissen aus Viskose und Polyester, mit PVC-Film und Polyacrylatkleber, wasserfest, atmungsaktiv
Stülpa Schlauchrollenverband®	Nahtloser Schlauchverband, in verschiedenen Größen
Stülpa-fix®	Schutzverband aus Viskose mit Baumwolle, auch für die kleinsten Extremitäten verwendbar
Stypro® steril	Gerinnungsmittel/Blutaufnahme
Suprasorb A	Alginat
Suprasorb G Gel	Hydrogel
Suprasorb G Gel-Kompresse	Hydrogelkompresse
Suprasorb H	Hydrokolloidverband
Suprasorb H dünn	Transparenter, dünner Hydrokolloidverband
Suprasorb P	Polyurethanschaum und Hydropolymerverband
Suprasorb® C	Kollagene Wundauflage
Suprasorb® F	Semipermeable Wundfolie
Suprasorb® G	Gelkompresse, morphes Gel
Sure Skin	Hydrokolloidverband
SureSkin thin	Transparenter, dünner Hydrokolloidverband
TABOTAMP®	Gerinnungsmittel/Blutaufnahme
Tannolact® Badezusatz/Lotion/Salbe/Puder	Hyperhidrose
Tannosynt® Creme/Lotion/flüssig	Hyperhidrose
Tegaderm	Semipermeable Wundfolie

Arzneimittel	Beschreibung
Tegaderm-Hydrogel	Hydrogel
Tegagen	Alginat
Tegasorb	Hydrokolloidverband
Tegasorb thin	Transparenter, dünner Hydrokolloidverband
Telfa® Island	Baumwollvlies, mit Polyacrylatkleber
Telfa® plus Island	Atmungsaktiv
Tender-Wet®/24	Wundauflage, zur Nasstherapie
TEXTUS heal Hyaluronspray	Hyaluronsäure
TEXTUS hydro	Hydrogelkompresse
tg-Schlauchverband®	Nahtloser Schlauchverband
Thuja Oligoplex Liquidum	Warzenmittel
Tielle Packing	Cavity-Polyurethanschaum
Tielle Plus/Borderless	Nicht haftender Polyurethanschaum und Hydropolymerverband
Topper 8	Mullkompresse aus Verbandmull mit eingeschlagenen Schnittkanten, 100 %
Traumasive® Border	Transparenter, dünner Hydrokolloidverband
Tricodur Tubular®	Schlauchbandage mit hohem Baumwollanteil, für Stütz- und Fixierverbände, mit gegenläufigen, zweifach umsponnenen Gummifäden; dampfsterilisierbar und bei waschbar bei 60 °C unter klinikküblichen Bedingungen
Trionic®	Calciumalginat
Tubi-Schlauch	Schaumstoffschlauch
Tyrosur® Gel	Antibiotikum
ULTEC PRO	Hydrokolloidverband
Ureotop + VAS Creme	Trockene, schuppende oder rissige Haut
Urgo hydrogel	Hydrogel
Urgo-Pad®	Sterile Kompresse mit hoher Saugkraft
Urgosorb	Alginat
Urgosterile®	Polyestervlies, mit Polyurethanfilm und Polyacrylatkleber, atmungsaktiv
VARIHESIVE extra dünn	Transparenter, dünner Hydrokolloidverband
VARIHESIVE Hydrogel	Hydrogel
Vaselitulle	Imprägnierte Wundgaze
Verrucid® Lösung	Clavi- und Warzenmittel (Salicylsäure)

Arzneimittel	Beschreibung
Verrumal® Lösung	Warzenmittel
Viasorb®	Baumwolle, mit Polyurethanfilm und Polyacrylatkleber, wasserfest, atmungsaktiv
Vliwaktiv	Wundauflage mit geruchsbindender Wirkung
Vliwasoft®	Universalkompresse aus vier- bzw. sechsfach gelegten, feinporigen, nicht fasernden Vliesstoff, gutes Saugverhalten, geringe Verklebungsneigung.
Vulnostimulin® Salbe	Infizierte Wunden
Wartner	Warzenmittel
Warzen Zirku Alldahin Salbenstift	Warzenmittel
Weleda Heilsalbe	Nicht infizierte Wunden
Xylocain® Pumpspray Lösung	Anästhesie
Zemuko®	Zellstoff-Vliesstoff-Kombination
Zetuvit®	Saugkompresse aus vier aufeinander abgestimmten Materialschichten: Zweischichtvlies, Saugkörper aus weichen Zellstoffflocken, Tissuelage zur Sekretverteilung, feuchtigkeitsabweisender Lage aus Polypropylenvlies
Zinkoxidemulsion LAW	Nicht infizierte Wunden
Zinkoxidsalbe LAW	Nicht infizierte Wunden
Zinksalbe Dialon®	Nicht infizierte Wunden
Zinksalbe Lichtenstein	Nicht infizierte Wunden

Literatur- und Quellenverzeichnis

www.altenpflegeschueler.de
(Vera B., Cordular, Fibular), (Marcell-Andre Nee) Obertraubling (13.02.2005)

Ärzte Zeitung
1997 – 2005 (12.05.2005)http://www.aerztezeitung.de (vom 29.05.2005)

Bloß, Maren
Fachzeitschrift Podologie – Kasuistik: „Ätzmittel in der Podologie“ (12/2004), Verlag Neuer Merkur
Kasuistik: „Behandlung von Hypergranulationsgewebe“ (4/2005), Verlag Neuer Merkur

Bresser, Dr. med. Harald
Hautarzt (2003), München

Bundesverband Medizintechnologie e.V.
Berlin, info@bvmed.de, http://www.bvmed.de (29.05.2005)

chemie-master.de
Aßlar-Werdorf (13.02.2005)

ETHICON GmbH
Wundmanagment-Katalog (02.03.2005)

Fechteler, M.
Manuskript Arzneimittellehre (2003 – 2004)

Forces of Nature European Division
Gentofte, Denmark, www.forces-of-nature-de.com (24.02.2005)

Galderma Deutschland Düsseldorf

Gelbe Liste

Grünewald, Klaus
Theorie der medizinischen Fußbehandlung Bd. 1, Verlag Neuer Merkur, München (2002)

Paul Hartmann AG
Wundforum Sammelband (1994 – 2004), Heidenheim
Heidland MED GmbH
(2005), Hamburg
Johnson & Johnson
Kosmetik-Konzept KOKO GmbH & Co. KG (17.01.2005)
Lautenschlaeger, Hans
in: Kosmetische Praxis 2004 (6), 6 – 8, www.dermaviduals.de
Medical Guide
http://kdo-mg.medical-guide.net (24.02.2005)
medicine worldwide OnVista
Media GmbH, Köln, www.m-ww.de vom (13.02.2005 und 24.02.2005)
Merk, Prof. Dr. Hans F.
Forschung und Praxis aus Aachen, 220/96
Novartis Consumer Health GmbH
Fachinformationen (München)
Oceanpharma (Reinbek)
Rote Liste
Frankfurt, www.rote-liste.de (17.02.2005)
Ruck, Helmut
Neuenbürg (2004/2005)
speed.skate-berlin.de
Seite 22, Abschnitt 5.6. link (29.05.2005)
Uni Heidelberg
www.fuss-diabetischer.de, archiv.ub.uni-heidelberg.de (29.05.2005)
Wartner Medical Products
www.wartner.com (Abbildungen), (16.02.2005) Ouderkerk a/d Amstel, Niederlande

Stichwortverzeichnis

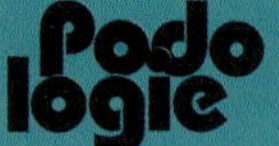

Verlag Neuer Merkur GmbH
Postfach 60 06 82 · 81206 München

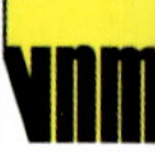

978-3-929360-31-8	Amputation - nein danke! **Chantelau/Spraul**	45,00 €
978-3-937346-33-5	Anamnese in der Podologie **Ziebertz-Kracke**	19,90 €
978-3-929360-70-7	Das anatomische Zeitalter **Vollmuth**	69,00 €
978-3-937346-57-1	Auf eigenen Füßen **Ahrndt**	39,90 €
978-3-937346-19-9	Extremfälle aus der podologischen Praxis **Scholz**	79,90 €
978-3-95409-003-7	Das große Buch der Nagelerkrankungen **Niederau**	49,90 €
978-3-937346-44-1	Handbuch der podologischen Behandlungsmethoden **Feindt**	49,90 €
978-3-937346-26-7	Hygienekurs für Podologen **Tanzer**	19,90 €
VM20001	Die Interdisziplinarität zwischen dem Arzt und dem Podologen **Bloß** (50 Broschüren)	24,90 €
978-3-937346-49-6	Kinderfüße richtig pflegen **Bloß**	19,90 €
978-3-929360-85-1	Kinderfuß und Kinderschuh **Maier/Killmann**	49,90 €
978-3-937346-84-7	Lehrbuch und Bildatlas für die Podologie **Scholz**	139,90 €
978-3-937346-89-2	Medikamentenkunde für Podologen **Bloß**	19,90 €
978-3-937346-50-2	Nail Art professionell **Brückner**	35,90 €
978-3-937346-81-6	Podo-Wörterbuch	49,90 €
978-3-937346-80-9	Das Podologie-Adressbuch 2012/2013	20,90 €
VM80001	Podologie Jahrgangs-CD-ROM 2008	*15,50 €
VM80002	Podologie Jahrgangs-CD-ROM 2009	*15,50 €
VM80002	Podologie Jahrgangs-CD-ROM 2010	*15,50 €
978-3-929360-89-9	Podologische Orthopädie **Fleischner**	70,90 €
978-3-937346-08-3	Praktische Podologie 1	49,90 €
978-3-937346-09-0	Praktische Podologie 1	59,90 €
978-3-937346-05-2	Prüfungsfragen für die Podologie **Scholz**	49,90 €
978-3-929360-72-1	Die Sprache der Zehen **Somogyi**	19,90 €
978-3-937346-06-9	Die Sprache der Zehen 2 **Somogyi**	29,90 €
978-3-937346-11-3	Die Taschenfibel der Fußpflege **Reinecke**	11,90 €
978-3-997346-83-0	Theorie der medizinischen Fußbehandlung 1 **Grünewald**	75,90 €
978-3-937346-34-2	Theorie der medizinischen Fußbehandlung 2 **Grünewald**	75,90 €
978-3-937346-82-3	Wellness in der Fußpflege **Feindt**	49,90 €

Bestellmöglichkeiten und Informationen:

Verlag Neuer Merkur GmbH · Postfach 60 06 82 · 81206 München
Fax Nr.: 089 31 8905-53 · Telefon: 089 31 8905-0
Email: buchbestellung@fachbuchdirekt.de
Internet: www.fachbuchdirekt.de